CARE
Good Care ,
Good Living

CARE
Good Care ,
Good Living

CARE

Good Care ,
Good Living

CARE
Good Care ,
Good Living

CARE

Good Care ,
Good Living

care 57
指甲給的健康報告

作者：楊志勛／李勇毅
插畫：小瓶仔
責任編輯：劉鈴慧
美術設計：張士勇
校對：陳佩伶
出版者：大塊文化出版股份有限公司
　　　　台北市10550南京東路四段25號11樓
　　　　www.locuspublishing.com
讀者服務專線：0800-006689 TEL：(02) 87123898　FAX：(02) 87123897
郵撥帳號：18955675　戶名：大塊文化出版股份有限公司
法律顧問：董安丹律師 顧慕堯律師
版權所有　翻印必究

總經銷：大和書報圖書股份有限公司
地址：新北市五股工業區五工五路2號
TEL：(02) 89902588 (代表號)　FAX：(02) 22901658
製版：瑞豐實業股份有限公司
初版一刷：2018年 5 月
定價：新台幣 280 元
ISBN：978-986-213-885-4
Printed in Taiwan

指甲給的健康報告

楊志勛／李勇毅　著

目錄

序

生活中若沒了指甲
要比沒了頭髮更麻煩

Eckart Haneke

　　Haneke 教授為德國知名的皮膚科醫師，專精於指甲疾病的診斷與治療，尤其是指甲手術。Haneke 教授過去曾擔任德國皮膚科醫學會主席、歐洲指甲醫學會主席、歐洲皮膚外科醫學會主席、德國皮膚病理醫學會主席。目前是瑞士伯恩大學的客座教授，受邀在世界各盛大的醫學會中教育晚輩醫師指甲的知識。2017年 5 月，台灣也曾邀請 Haneke 教授來台為皮膚科醫學會演講，與台灣有很好的友誼。

The nails represent functionally and aesthetically very important cutaneous appendages. Although often seen as the little brother of hair and being of lesser importance life without nails is much harder than without hair. Wigs are available in all sizes and colours at virtually all prices but nothing similar can be bought even for a lot of money. Hair can be hidden under a hat or scarf but the hands and fingers and their nails are virtually always visible.

不論是在功能或外觀上，指甲都是皮膚重要的延伸構造。雖然指甲常被認為比頭髮不重要，但生活中若沒了指甲是要比沒了頭髮更為麻煩。市面上有各種尺寸、顏色與價位的假髮，但不管花多少錢也買不到相似指甲的替代物。你可以用帽子或是頭巾來掩飾頭髮的問題，但手指上的指甲疾病是無法隱藏，伸出手一定會被看到。

The nail starts developing with the formation of the limbs at the 8th to 9th week of gestation. Its development depends on the concerted action of many growth and signalling factors, and only one lacking or one false signal will make normal nail development impossible. Much research has concentrated on hair and it turned out that nail development is even more complex. It is not surprising that so many ectodermal dysplasia syndromes are associated with nail deformations.

　　指甲的生長開始於懷孕過程的第八到第九周，需要很多的生長與訊號因子的互相配合。倘若有任何一個因子缺乏或訊號出錯，指甲的生長便無法正常。有許多針對頭髮的研究發現，指甲的生長過程比頭髮複雜多了。因此不意外的，很多外胚層的發育障礙症候群都跟指甲有關聯性。

　　Recent research has shown the close and intimate reltionship of the musculo-skeletal system with the nail unit. Some dermatologists now call the nail a musculo-skeletal appendage and explain part of the psoriatic nail changes with their close anatomic relationship with the bone and joint of the distal phalanx refuting the long-held anticipation of the nail changes as being immuno-mediated.

指甲與遠端手指骨及關節非常的靠近,最近的醫學研究也顯示,指甲與肌肉骨骼系統有非常重要的關連性。有些皮膚免疫學的專家現在把指甲歸類為肌肉骨骼的附屬物,並認為乾癬所引起的指甲變型是因為手指骨及關節發炎所造成。

As a cutaneous appendage, the nail apparatus may react with the skin and demonstrate a number of nail changes, many of which are specific allowing the correct diagnosis to be made, but even more are less or non-specific and have to be seen with the corresponding dermatosis. When no accompanying skin lesions are present a correct diagnosis is even more difficult to reach and often requires a biopsy and expert histopathological diagnosis. This touches another difficult area: nail surgery.

指甲是皮膚的延伸構造，所以指甲也會被皮膚疾病影響而導致指甲的很多變化。很多指甲的疾病會有特殊且一致的改變，因此醫師很容易做出正確的診斷。但是更多的指甲疾病的外觀改變是不具特異性，因此需要搭配周遭皮膚的病變來做診斷。當沒有伴隨的皮膚疾病來幫助診斷時，醫師要做出診斷就更為困難了。為了解決這個難題，皮膚切片以及專業的皮膚病理診斷就顯得非常重要。當然，這裡又談到另一個困難的醫學領域 —— 指甲手術。

Nail surgery is an integral part of dermatologic surgery. Although many patients primarily consult surgeons because „they can do everything " even plastic and hand surgeons usually have only rudimentary knowledge of the nail's biology, physiology, growth pattern, normal and pathologic anatomy and histopathology. Therefore, their foremost diagnostic-therapeutic approach is often nail avulsion, which by itself is almost never a treatment. It is self-evident that nail surgery requires in-depth knowledge of all aspects of the nail and it is the dermatologist who takes time and all efforts to learn this. Unfortunately, the huge number of mal-treated ingrown toenails with permanent mutilation of the bit toe gives strong evidence that this situation has not really changed to the better. And here we are at another important issue: function and aesthetics.

指甲手術是皮膚外科手術中重要的一環。雖然很多病人一開始去諮詢外科醫師，但即使是整形外科或是手外科的醫師，通常能提供的治療就是拔指甲。非常可惜的是，很多嵌甲被整片拔除後，在大腳趾留下不可回復的傷害。皮膚科醫師的養成訓練對指甲有深入的知識與了解，最能勝任執行指甲的手術。

Finger and toe nails have important functions for the protection of the distal phalanx, which in turn is a very important sensory organ, a most versatile tool and a weapon for defence and to scratch. For the great toe, the nail exerts counter-pressure for the soft tissue of the toe tip and thus prevents it from being heaped up and dorsally disclocated; thus the big toenail even adds to the safety of gait. Malformed finger nails are embarrassing and may cause considerable concern. In our world of youth and well-being, healthy good-looking nails are important features.

　　手腳指的指甲有多種重要功能，包括保護遠端指骨，同時指甲也是重要的感覺構造。指甲也可當作是防衛的武器與抓癢的工具。在我們行走踩地時，大腳趾的趾甲會施加一個反作用力在甲床組織上，避免甲床組織因地板的作用力而往上移位，因此指甲也在穩定走路的安全機制扮演一個角色。美麗的指甲代表著青春活力和身體健康，變形的手指甲不但令人難為情，而且暗示着身體健康出了狀況。

　　Finally, the nails may reflect general health as was already mentioned by Hipokrates more then 2000 years ago when he noted that clubbed fingers were associated with serious pulmonary and heart problems.

　　早在在兩千多年前，醫學之父希波克拉底就已經觀察到杵狀指與嚴重的肺部和心臟問題有關。指甲確實可以反映我們整體的健康狀況。

An up-to-date nail book in Chinese is overdue. The authors are reputed experts in this field that unfortunately was a bit neglected for many years. I hope that this book will be a great success in all respects.

　　指甲在醫學的領域已經被忽略很多年了，目前專門針對指甲的中文書籍早就已經過時。這二位醫師是這個領域的專家，我誠心祝福這本書能拋磚引玉，獲得讀者廣大的迴響。

了解指甲了解健康

楊志勛／自序

　　早在西元前五世紀，醫神希波克拉底就已經發現了指甲可以反映出人體的健康狀況，他發現肺部膿瘍的患者會出現像打鼓棒的杵狀指。古代弱女子不動聲色在酒菜中滴入無色無味的毒散，以為可以不留痕跡的謀害親夫，但事發後，仵作從指甲的顏色變化，就看出慢性砷金屬中毒的蛛絲馬跡。

　　我在長期治療腿部靜脈曲張患者的同時，有機會去觀察許多病患的趾甲，因此累積了不少經驗。在擔任學會理事長期間，舉辦了多次的指甲專業大型課程，也樂於見到更多的皮膚科醫師專注在「指甲醫學」上。

　　近年來，時尚界掀起了一陣指甲美容流行風潮，書局架上陳列許多美甲沙龍，指甲彩繪的圖譜。美甲老師是守護女性指甲疾病的最前線，門診也常有許多

美甲老師轉介來的病患，像是灰指甲、甲床分離、凍甲甲溝炎。還有指甲黑色直線，可能是皮膚癌的「縱向黑甲症」。指甲的外觀形形色色，但就書架上獨缺探討指甲專業的健康書籍，也難怪美甲老師遇到有問題的指甲時只能上網，但網路資訊亦真亦假，讓人一頭霧水。如果有簡單易讀的中文書籍，配合上精準的插畫，那該有多好。

在皮膚科醫生的專科訓練中，有完整指甲診斷及治療經驗。許多病患吃了好幾個月的灰指甲藥都不見效，直到皮膚專科醫生檢查後，才知道原來是穿了太窄的鞋，長期摩擦造成的厚甲，根本沒有黴菌感染。

這幾年來跟隨著德國指甲大師 Eckart Haneke 學習與指導，督促著我將指甲醫學寫成中文的起念付諸行動，在大塊文化鈴慧主編和插畫小瓶仔的支持之下，催生了這本書的出版。

這本書並不是「指甲教科書」，目標是引導讀者能對自己的指甲健康有初步認識，了解最常見的指甲疾病，並提供診斷線索的實用指南。

透露身體密碼的指甲

李勇毅／自序

　　指甲可以保護我們在探索外界時避免受傷，是特化的硬角質構造。日文將指甲翻譯成「爪」，人的指甲對應到其他動物是四肢上的爪。其他動物的爪有捕食獵物與防禦的功能，像老鷹若少了爪恐怕就無法抓小雞了。捲曲與尖銳的爪，對於動物像是手上拿了很多小刀，對於生存是有非常重要的地位。但隨著人類進化，手腳指變寬變大便於手握物品與易於直立行走，爪也演變成較寬較大的形狀而形成指甲。

　　隨著社會演變與進步，指甲漸漸受到人們的重視。當然，這又可以分外觀與醫療保健兩個部分。這幾年指甲彩繪與美甲的市場越來越大，人們不但重視自己的臉，也開始重視起與人握手時會顯現出的指甲。再者，隨著醫療的進步，指甲也開始被研究會透

露出一些身體的密碼。例如，指甲周圍出現微血管擴張可能會有自體免疫疾病的可能，指甲變黑要注意指甲下的色素有無惡性變化，指甲變黃搭配其他病症有可能跟黃甲症有關聯性。

這些指甲的議題越來越被大眾所關心，但目前卻沒有專門探討這方面的醫療衛教書籍。很多民眾一聽到甲溝炎就是自己把指甲修短或是聽信美甲店把前端指甲修掉，最後演變成很難處理的慢性甲溝炎。指甲該怎麼保健才好呢？灰指甲的藥都已經吃好幾輪卻好不了？我那厚厚變形的腳趾甲真的是灰指甲嗎？相信很多民眾對於指甲的認知幾乎是零，但卻不知去哪補足這方面的知識。

本書拋磚引玉，將門診中常見與病患常問的問題集結成冊，期待民眾能對自己的指甲有初步的認識。另一方面也希望可以正視聽，將一些似是而非，積非成是的錯誤概念矯正過來。

希望所有的讀者，能從本書得到正確且最新的衛教知識，也能方便與醫師討論自己的指甲情況。

第一章

你是否細看過你的指甲

小小一片指甲的大大學問

　　指甲彩繪，讓許多女性朋友著迷，舉手投足之間，散發出不同創意的氣質。但可別以為指甲只是個裝飾品，指甲特殊的「硫蛋白硬角質」堅硬又不失韌度，保護著手指腳趾的最前端，尖銳的指甲還可以抓癢、扣鈕子。

　　從指甲的外觀，還能隱約透露每個人的個性、職業，甚至生活習慣。它和健康之間的關聯性也常是大家茶餘飯後討論話題，像是灰指甲、黃指甲、黑指甲、白指甲等。其實指甲在受到外力撞擊或化學藥劑、清潔劑等刺激後，或多或少會發生變化，甚至因年齡增長，指甲也會出現透明縱線等老化現象。想要了解身體的健康，觀察自己的指甲常常可以發現一些蛛絲馬跡。

　　指甲的結構非常複雜，包括了指甲板、指甲基質生長板、指甲上皮、指甲甲床、指甲下緣。這完整的構造互相配合，不但巧奪天工且精細無比。

◎ 指甲的結構

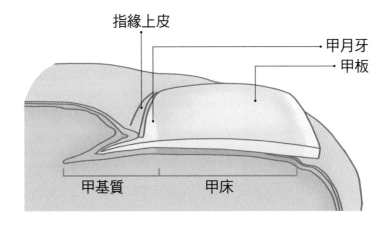

指緣上皮

甲月牙
甲板

甲基質　　　　甲床

指甲板

　　指甲是一片完全沒有活細胞，死亡的「硬角質」所組成。光滑圓潤的指甲，不僅能增添美感，對手指腳趾也有強大的保護作用。跟貓咪的鬍鬚一樣，指甲也提供了敏感的觸覺功能，任何些微的震動，都能夠

透過指甲板的反作用力來放大，刺激指尖的神經末梢，提供觸摸物件時更多感覺。

指甲生長緩慢，腳趾甲每個月只長 0.15 公分，全部換新需要一年。手指甲的生長速度比腳趾甲快一倍，大約每個月 0.3 公分，如果手指甲脫落，需要半年才長得回來。通常個人的慣用手指甲長得比較快，而中指又比其他手指的指甲長得快；在夏天，血液循環好，指甲也長得快。

有周邊神經疾病、營養不良或接受化療的病人指甲會長得比較慢；孕婦、乾癬病人或服用 A 酸等藥物的病人指甲會長得比較快。指甲因為長得慢，因此有些疾病被診斷之前，可能已經發生數月之久；當然，指甲的治療也需要數月才知道有無療效。

健康年輕的指甲呈現平滑透亮，還隱約可以看到甲床透出粉紅色。步入中年之後，由於新陳代謝變慢，指甲生長趨緩，也會變厚，顏色也會變得比較蒼白，而且會逐漸出現有如波浪狀的縱向凸起條紋，這是指甲老化的象徵。

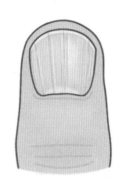

◎ 波浪狀縱向凸起的
條線皺紋，這是指
甲退化的象徵

　　指甲看似薄薄一片，但硬中帶軟，還有些許的彈
性。和牙齒骨骼不同，指甲的硬度不是源自於鈣質，
而是來自於富含「雙硫鍵」的硬角質蛋白。

　　指甲板有類似三明治結構，最外層大約 0.01 公分，
如盾牌般緊密排列的硬角質組成，而上三分之二由指甲
後下方的生長板長出。中間層大約 0.03-0.05 公分，由
於排列較為疏鬆，所以指甲會稍微有彈性。指甲板的下
三分之一由下方的甲床長出，是由指甲生長點長出來逐
漸向前推進，在最前端因為和皮膚緊緊相連所以會呈現
白色。最內層大約是 0.08 公分，直接和甲床黏合。

　　正常指甲的含水量約為 18%，當指甲泡水，含水
量高於 25% 時，整個指甲就會變得柔軟；如果含水量
低於 16% 時，指甲就會變得乾燥、脆弱而易斷裂。指
甲的成分包括了 78% 的蛋白質、18% 的水、< 3% 的

脂肪，及少量的鋅、銅、鐵、鎂。

指甲基質（生長面、甲根）

這是指甲結構中最重要的部分，也就是指甲的源頭。有人說是生長點，但精準來說，其實是片狀的結構，應該被稱為生長「面」。大約有 0.5 公分，深深隱藏在指甲後方，連結到手指肌腱，將指甲板牢牢的固定。在大拇指和大腳趾指甲後端的新月弧形白色區域，就是隱約露出的指甲基質生長面。

指甲生長的速度在青春期是最快的，如果缺乏營養、甲狀腺功能低下、手部受傷、骨折打石膏、組織循環不良等因素，生長速度就會變慢。但只要指甲基質還健康，縱使指甲脫落，日後會繼續長出來。如果指甲基質受傷、感染或開刀而留下疤痕，指甲就會分叉或斷裂。

指緣上皮

許多人叫它「甘皮」，是皮膚延伸出的透明角質層，薄薄一片覆蓋著指甲上方，具有完整的防水功能，保護著指甲邊緣的組織，是防止細菌及其他異物入侵的

重要屏障。若將它移除，外界的水分、細菌、黴菌有可能會沿著此破口侵入。

許多人為了露出指甲漂亮的弧形，給人愛乾淨的好印象，美甲師使用特殊圓弧狀設計的木棒或金屬棒等工具上推指緣上皮，或用剪刀修指甲倒刺，並用磨砂棒將指甲磨成粗糙的表面，以方便黏著人工指甲。但如果修剪太多，傷害到指甲和甲溝周圍皮膚的密合，會造成甲溝炎及感染紅腫化膿，相當的危險。

記得任何修剪、撕裂指甲角質層都是壞習慣！當甲溝炎緩和的時候，指緣上皮會逐漸癒合長回來，此時千萬要好好的呵護。

甲床

指甲板的正下方就直接黏合甲床，外觀上呈粉紅

色，有相當豐富的微血管及淋巴管。甲床沒有脂肪，真皮纖維直接附著於指骨的骨膜。甲床最遠端有一個若隱若現的淺白色弧形帶，這個特殊的帶狀結構有著超強大的黏著力，這道防線將指甲片的前端緊緊的封住，確保水及髒東西無法進入甲床。弧形帶狀保護區一旦被破壞，會出現「甲床分離症」，指甲片就慢慢地門戶大開，水或清潔劑長驅直入指甲床，就很容易藏污納垢、細菌感染。

指甲月牙

正常月牙為白色，泛紅色的弧影常見於心臟衰竭病患。老化、服用四環黴素可能使月弧變黃；典型的銀中毒，會呈現藍灰色的弧影。網路謠傳月牙變小是身體出狀況，但月牙僅代表指甲基質生長面的一部分，長寬與否與健康完全無關。

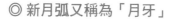

◎ 新月弧又稱為「月牙」

月牙

這些變了形的指甲

　　年輕的指甲，表面是閃亮的，非常的平滑，像個鏡子一樣可以反光。40 歲之後，指甲就隱約地出現許多，由後到前，直條凸起細線條，它有個名稱叫「脊狀凸起」，這就是老化的象徵。譬如脖子也會慢慢出現頸紋，這就是歲月不饒人，我們也可以把指甲上面的這些線條，看作是「指甲的皺紋」。

　　根據研究，10-14 歲的青春期，是指甲生長最快速的時候。隨著年齡增大，指甲的代謝逐漸減慢，表面會越來越沒有光澤。許多老人可能好幾個月或好幾年都沒有剪過指甲。上了年紀的指甲會逐漸出現層狀的線條，顏色混濁，就像牡蠣殼一樣，有些甚至會像羊角一樣向下或側彎，這種情況尤其在大腳趾特別的明顯；一般的指甲剪遇到這些變厚變形的指甲，根本毫

無用武之地。

　　這一群年紀大、行動不便、循環不好的老人指甲的狀況真的很多，凸出變形的腳趾甲會鉤到襪子，頂到鞋子，痛到沒有辦法走路，惡性循環缺乏運動，體力就會變差。一旁相依為命的老伴，不是老花眼就是白內障，手足顫抖，指甲剪都拿不穩，只能任其自然生長。老人趾甲會比正常厚 1-3 倍以上。特殊大口徑，有如老虎鉗般的指甲剪就能派上用場，老人家的定期足部護理，修剪病甲，真的不能忽略。

　　　　指甲由後到前，出現一條深深的，很寬的凹痕，這通常代表著腫瘤壓迫到指甲的生長點（面），指甲才會整個陷下。最常見的就是黏液囊腫，其次是指甲的良性纖維瘤、纖維角化瘤等。

指甲很粗糙

指甲表面有如砂紙般的粗糙，失去了透明的光澤，有時候不只是一片指甲，在嚴重情況下，甚至手腳全部指甲都遭殃，長得歪七扭八，營養不良。網路上有人說這是指甲缺鈣的表現，但事實上並非如此。

長年累月洗洗刷刷的從業人員，家庭主婦洗碗洗衣服，由於清潔劑的威力實在是太強大，導致指甲生長面持續長期發炎，有如風吹雨打一般，指甲再也不透亮。愛美的女性朋友，長期的指甲彩繪，化學揮發性溶劑損傷了指甲，這時一定得休息六個月以上，等新的指甲長出來，才有機會恢復原狀。

◎ 指甲很粗糙

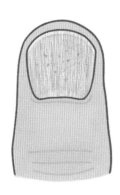

　　圓形禿髮、皮膚乾癬、扁平苔蘚、異位性皮膚炎……許多皮膚疾病也會出現這種粗糙指甲，但還是有許多病患真的找不出病因。在某些特殊的病例，全部指甲皆出現嚴重的變形，叫做「二十指甲營養不良症」。雖然治療的時間相當漫長，但只要有耐心，假以時日，大部分的指甲都能有機會逐漸回復光澤。

指甲向上彎（匙狀甲、凹甲）

　　正常的指甲是些微向下彎曲，類似動物的爪子。當指甲變薄，前端反向上彎，甲板中間凹下，外觀有如湯匙。

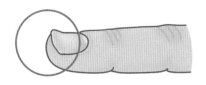

◎ 如湯匙般的指甲外觀

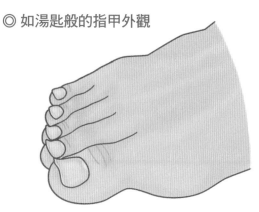

這要注意：

● 是不是臉色不佳、臉色蒼白，透露出慢性貧血，甲狀腺障礙的徵兆。

● 缺鐵性貧血多半發生在女性，伴隨有容易疲勞，上氣不接下氣等症狀，應該進一步抽血檢查，以確認貧血缺鐵的程度，找出病因，補充鐵劑，指甲就會逐漸恢復正常的形狀。

有時候因為職業關係，必須長期接觸各種化學溶劑、酸鹼、水泥⋯⋯指甲也會變薄向上翹，出現「匙狀形」凹甲。這些具有傷害性的化學藥劑，會讓甲面粗糙不平整；包括運動員，腳趾長期受到外力的擠壓後造成指甲外傷，也會變形成為匙狀指。嬰幼兒因為指甲還正在發育中，比較薄而且會內凹，出現匙狀指是正常的生理現象，家長們毋須太過擔心。

指甲像鐵錘

杵狀指的特徵，是末端指（趾）節明顯增寬增厚，指（趾）甲從根部到末端會呈拱形隆起，指（趾）端背面的皮膚與指（趾）甲所構成的基底角等於或大於

180 度，正常指甲從指端長出時是 160 度的鈍角。

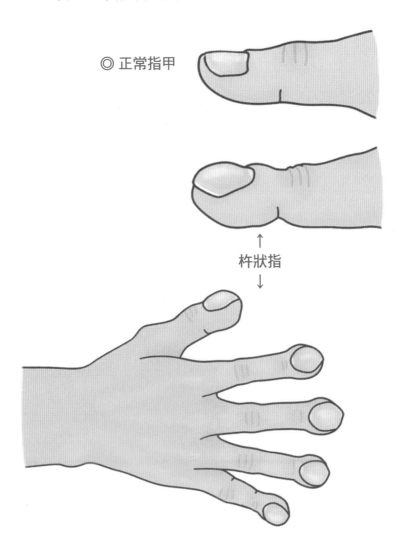

◎ 正常指甲

杵狀指

一位 40 多歲的鋼琴老師，原本纖細靈活的雙手十指，感覺不大對勁，慢慢的指尖出現腫脹，指甲向下彎，像是個鐵鎚棒棒糖。

大部分的杵狀指都暗示著身體出現狀況，要刻不容緩的找出潛藏病因，其中最多的是肺部疾病，尤其是肺癌。

杵狀指是因為手指、腳趾末端骨組織和結締組織不正常增生所造成，末端指節鬆軟腫大，甲面也明顯下彎，有時周邊甲肉泛紅，看起來就像是棒槌。若發生在單指，都可能是局部的退化性關節炎，但如果是雙側，多個指頭出現這種情況，一定要非常的積極進行全身健康檢查。

像這位鋼琴老師，因為敏感警覺性高，她才提早被發現有肺癌，幸好有提早手術切除，保住了一命。

其他如肺結核、支氣管擴張症、慢性阻塞性肺病、或是心肺循環異常、其他器官的腫瘤、生長激素異常的肢端肥大症也會出現指頭腫脹，指甲弧度異常的杵狀指。有少數的杵狀指是天生就異常，叫「原發性皮膚骨膜肥厚症」，通常一併出現頭皮腦迴狀皺褶，以及皮膚增厚的獅子臉。

指甲很脆弱

指甲脆弱斷裂，特別容易出現在女性朋友的手，像蛋殼一樣薄的指甲，有人會擔心是不是身體健康出了毛病？是不是缺乏鈣質或其他營養素？其實絕大多數是因為使用過度，加上保養不當所引起。家庭主婦、美容美髮師、特別愛乾淨成天洗刷不停的人，熱水再加上清潔劑的雙重傷害，指甲邊緣常會有層狀剝落及易斷裂的現象，特別是在慣用手的前三指。還有美甲療程使用的指甲油，去光水，各種的化學有機溶劑也會使指甲的角質蛋白結構受損，發生泛黃、乾燥、斷裂。

◎ 指甲脆弱，前緣出
現不規則層狀斷裂

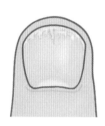

　　有些人覺得擦指甲油後，應該可以保護指甲，這是因為有些人的指甲結構天生比較軟，或者工作中常碰水使得指甲變軟。當塗上一層指甲油或是凝膠指甲後，會讓指甲感覺比較硬，就不易從邊緣裂開。但是，對於指甲硬度正常的人來說，保護功效不大。且這些指甲油或凝膠都含有化學藥劑，會造成指甲與周圍皮膚刺激，甚至會惡化原本的指甲狀況。

　　手大拇指指甲的厚度大約是 0.5 mm，指甲周邊的皮膚濕疹、乾癬、灰指甲黴菌破壞、化學治療等因素都會改變角質蛋白結構，造成指甲生長變慢和變薄。甲狀腺功能異常、指尖感染、關節炎、周邊神經炎、中風肌無力、糖尿病、骨質疏鬆以及砷中毒，這些因素會導致指尖循環不良、血液供應不足，進而影響到指甲的硬度。

　　步入中年之後，指甲的生長速度越來越慢，指甲

板內的蛋白質及硫化物也會越來越少，指甲就容易脆弱斷裂。家庭主婦和從事洗滌業的工作人員，雙手過度反覆地浸濕與乾燥，會使指甲脂質含量下降而導致指甲不再潤澤。如同皮膚要保濕鎖水，指甲也要勤加保養。記得手部及指甲要隨時補擦乳液護手霜，給指甲適當的滋潤。

千萬不要將指甲當成萬用瑞士刀，用來摳東西，鎖螺絲，這些都有可能會造成指甲前端裂傷。剪指甲的最好時機是在洗完澡後，此時指甲會變得柔軟容易修剪，千萬不可以偷懶用牙齒咬指甲，這很容易引起指甲斷面不平整而分叉，口水內的水分以及酵素也會讓指甲變得更脆弱。

指甲彩妝中的有機溶劑及顏料滲入指甲，會傷害角質蛋白及脫水；經常使用指甲油或美甲沙龍的女性，

指甲會變得泛黃沒光澤、表面斷裂。尤其在卸除凝膠指甲時，必須要打磨凝膠的表面，再用鋁箔包住手指10分鐘，好讓有機溶劑丙酮滲透到指甲內。但指甲泡在有機溶劑那麼長的時間，真的是一種很大的傷害，所以當妳發現指甲再也承受不住濃妝豔抹時，就該讓它好好休息一下。

現在的人幾乎都營養過剩，不會因為營養不良造成指甲斷裂。少數因為偏食，缺乏特定的維他命 A、C、E、B6、鋅，若是這樣，每天補充綜合維他命就足夠了。女性朋友比較常見的是缺鐵性貧血，會建議給六個月的鐵劑。有研究顯示「生物素」（Biotin、又稱維他命 B7 或維他命 H）能增強指甲硬度，不妨問問醫師是否需要補充一些。

指甲斷層

當指甲不長時，會出現橫向的裂痕；像是樹木一樣，每個指甲都有「根」，是指甲的生長點（面），隱藏在指甲的後方，大約延伸 0.5 公分深，硬硬一片的指甲，就是從這個生長點 (面) 長出來的。

小斷層博氏線（Beau's lines）

指甲暫時停止生長，表面出現凹槽小斷層

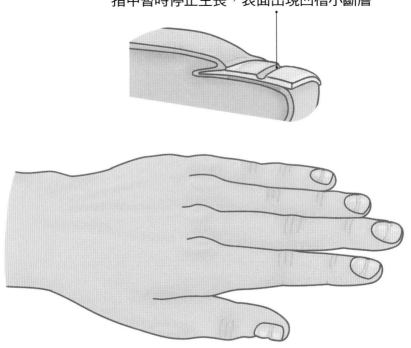

◎ 重大疾病或發高燒數個月後，每個指甲都會出
現橫向凹槽

　　如果指甲暫時生長遲緩，過了一兩個月之後，甲板上就會慢慢的出現一條橫向凹槽，如同小斷層般，稱之為「指甲橫溝症」，又稱博氏線。打個比方，指甲生長點（面）就像工廠，當原料源源不斷的時候，成品就會一片一片跑出來，原料不足或機器斷電時，餅乾就會暫時斷貨。

　　若是單一指甲出現了小斷層，大部分都是因為局部感染、甲溝炎、穿高跟鞋撞擊受傷、美甲傷到指甲生長點（面）所造成。如果每根指甲都出現溝槽，那就代表不久前有發高燒、重感冒、病毒感染、手術、生產，或是經歷重大疾病和生活壓力。

大斷層脫甲症（**Onychomadesis**）

嚴重的指甲生長點（面）停滯，生產線大罷工，指甲整層就會橫向裂開，甲板會慢慢與甲床分離，數個月後指甲脫落，之後指甲才會慢慢再長出來。

指甲板一高一低，出現裂縫大斷層

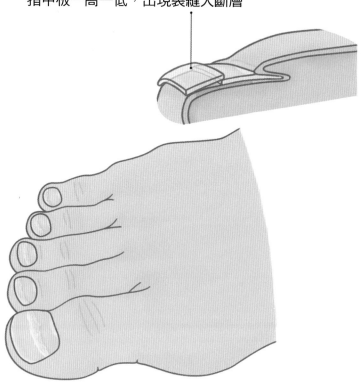

這和小斷層病因相同，只是嚴重程度不同，發生在大人身上，表示之前可能有極度高燒、嚴重藥物過敏、病毒感染，或是接受癌症化學治療。若發生在小朋友身上，最常見的是腸病毒感染所引發。

生重病的當下，暫時干擾了指甲的血液循環，當病情緩和之後指甲才重新生長。由於從指甲生長板開始製造到露出來被看見大約需要 40 天，腳趾甲更久，大約要 80 天，所以才會在大病初癒之後的兩個月會出現指 (趾) 甲大斷層。

所幸這類的脫甲症大多都會自動痊癒，只要耐心等待數個月，新長的指甲便會將原本斷裂的舊指甲推出去，取代後完全恢復原狀。這段期間可以仔細修剪，或是使用 OK 繃、指套保護指甲，避免鉤到衣物即可。

指甲會透露許多健康的小秘密，只要記得一個簡

單的口訣:「手指甲長半年,腳趾甲長一年」,就可以推算你關心的親朋好友何時身體狀況不佳,好好表示一下你的關心和祝福。

指甲坑坑洞洞

正常健康的指甲表面偶爾會出現幾個點狀小凹洞,這個並無傷大雅。但同時出現了太多的坑坑洞洞,要注意指甲基質生長面是否在發炎?局部角化不完全的細胞鬆脫,就會出現點狀小凹洞。最常遇到的是甲溝發炎、濕疹,指甲表面連帶著變得粗糙,失去光澤。

小凹洞如果出現於多隻的指甲,而且像被機關槍掃射過,凹洞數量超過 20 個,就要注意是否有皮膚乾癬,發生機率約 10%-15%;或是有頭皮圓形禿髮、異位性皮膚炎、自體免疫等全身性疾病。治療潛在疾病問題,就可以改善指甲外觀,但手指甲全部更新至少要花半年以上,恢復指甲的平整真的曠日費時,需要很有耐心。

◎ 太多的坑坑洞洞要注意指甲基質生長面是否在發炎

不是彩繪的指甲變色

　　正常的指甲是透亮有光澤的粉紅色，它的顏色來
自指甲片本身和指甲床的血管。想要了解指甲變色的
原因，指尖應該先完全放鬆，輕輕地放在桌面或是凳
子上，然後先來做個簡單的測試，壓一壓指甲的前端：

- 病灶變白消失，表示顏色來自於甲床血管。
- 病灶顏色沒有改變，表示顏色來自於指甲板或
  是指甲板下方的甲床。
- 如果大部分的指甲都有變色，那代表是外來的
  物質染色所造成，或是全身性的疾病。若有需
  要再進一步確定，還可以刮一下指甲表面，如
  果是外來的色素就可以被摳起來。

指甲變白

　　正常的指甲只有新月弧呈白色，甲板因底下微血管而呈淡淡的粉紅色，如果整個指甲變得比較蒼白，但厚度、光澤度仍正常，則有可能患有貧血，或是手腳冰冷，血液循環不良的雷諾氏症。壓一壓指甲的前端，如果白色點點或線條還是存在，就表示是指甲片的問題。

不規則的點狀白點

　　指甲上的白色小點點，大多是因指甲受到撞擊之後所引發，這些撞擊力通常很微弱，所以常常不自覺。這種情況大多出現在手指甲，如果仔細觀察，這些小點會隨著指甲的生長慢慢向前推進；這種情況常常可以看到，並不用擔心。

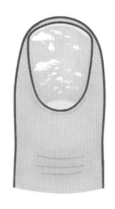

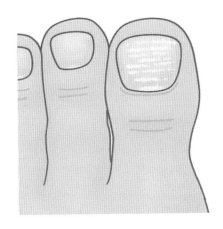

橫向規則排列的白線

比較常出現在雙側或單側的大腳趾，主要是因為撞擊受傷所造成。比方女生常穿高跟鞋、男生穿不合腳的鞋子，或是爬山下坡，打球時撞擊的力道由大拇指指甲前端震盪到後段的指甲基質生長板。指甲反覆受創後會有短暫生長不良，會有變白的發生。如果每個周末才有空去打球，或長年習慣穿高跟鞋，指甲就會出現如樹木的年輪般一道道橫向、平行波浪狀排列的白色線條。

如果指甲下壓，橫向白線會消失，這代表是指甲下方甲床的異常，會有幾種情況：

● 多隻的手指腳趾指甲板幾乎像毛玻璃般地全白
不透明，只剩下指甲的前端有窄窄的正常粉紅
色，被稱作是「Terry's nail」，要注意是否有肝硬
化，慢性充血性心臟病，心臟衰竭。推測是循
環變差，以及甲床結締組織增生所造成。

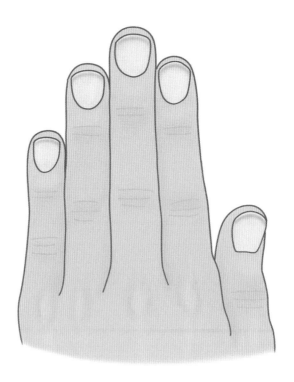

● 一半的指甲呈現灰白色，指甲片近端一半呈現
　沒有光澤的灰白色，遠端另外一半是正常粉紅
　色，中間好像有一個明顯的分水嶺，被稱作是
　Half and Half nail 或是 Lindsay's nail，許多手腳
　指甲會同時出現。腎臟功能不良，長期洗腎之
　後會慢慢地出現，有時候在化學治療後也會有
　這種情況。

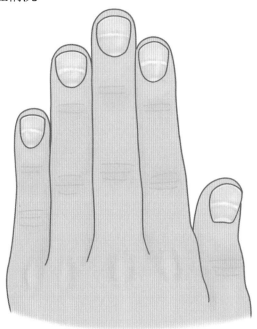

● 出現雙重白線條，血液中白蛋白不足的病人，
　會出現雙重橫向白線，被稱作是 Muehrcke's
　lines。肝硬化、營養不良、潛在性的腎臟病，
　都是造成白蛋白較低原因。常常會發生在第二
　和第三手指。

在血液白蛋白濃度低於 2 g/dL 時會出現此指甲橫向
白線，在白蛋白濃度上升後指甲白線的症狀將會消失。

　　　　許多指甲同時出現橫向白線，或指甲板同時
出現許多 1-2mm 的橫向白色條紋，稱為米氏線 (Mees'
lines)，一定就要想到是全身系統性的問題，像是藥物
（特別是癌症化學治療藥物）、口服維他命 A 酸、鬱血
性心臟病、其他嚴重全身性疾病等數十種原因，或非
常少見的重金屬砷中毒，砷累積在指甲板。此種指甲
橫線是在指甲板上，不會在壓迫指甲後消失。

由前向後延伸的白直線

這種情況較少，通常是發生在一些特殊的皮膚疾病，如指甲腫瘤、家族性良性慢性天疱瘡，或是毛囊角化症，白直線久了後，可能會出現指甲片前端分裂。

指甲全白化

某些先天遺傳的病患，會出現手指、腳趾甲全白化，但這是非常罕見的少數。如果只有單個指甲出現完全白化的現象，就要考慮是否有黴菌感染或是外傷的情形。

指面變灰白合併表面粗糙

當指甲變厚變粗糙，變得不透明灰白色，失去了光澤，最為常見的三種情況，分別是灰指甲黴菌感染、乾癬、長期過度使用指甲油或是去光水等化學刺激傷害造成。

灰指甲常常伴隨着指甲周圍的皮膚有香港腳，脫皮的現象，但有時候指甲受傷後，黴菌直接入侵，也

會有單純的灰指甲，沒有旁邊皮膚黴菌感染。

至於乾癬，皮膚科醫師會同時檢查頭皮或皮膚其他部位是否有紅色脫屑的斑塊。再者，乾癬的指甲也常常合併有關節痛的情況。乾癬和灰指甲也會同時出現，這時候就必須要刮指甲的屑屑，用顯微鏡來觀察或做黴菌的培養來決定是否有黴菌感染。

波浪狀的白色線條

手指甲出現許多的波浪狀白色線條，還同時發現指甲周邊腫脹慢性甲溝炎，要先排除是否因為過度的修剪指甲，傷害到指甲的生長點（面）所引起。先前有遇過長期在美甲工作室修剪指甲，做甲片或水晶指甲的貴婦，由於美甲使用的化學物刺激加上外力作用，影響到指甲生長點（面），這需要半年以上的休養生息，讓指甲重新生長才有辦法回復。若有病患接受指甲周圍病毒疣的冷凍治療，也會因為受傷出現白色的寬邊線條。

指甲變綠

是因指甲被綠膿桿菌感染所引起。由於綠膿桿菌非常喜好生長在潮濕的環境，普遍存在於土壤、水、動植物和人類中。長年洗刷的工作者、理髮師、麵包師傅、醫務人員，都是危險群，容易出現慢性甲溝炎和甲床分離症。

綠膿桿菌會陸續侵入指甲下方縫隙，大量的繁殖而產生深綠色或黃綠色的色素卡在指甲，造成指甲變綠色。這種綠色可以是青綠色，棕綠色或是藍綠色，

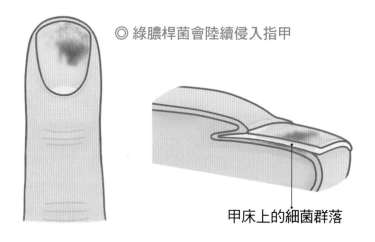

◎ 綠膿桿菌會陸續侵入指甲

甲床上的細菌群落

絕大多數是在指甲的前端或側邊。有時整片指甲都染成綠色，病人常常會誤認為是黑色素細胞癌，憂心忡忡來求診。

用皮膚鏡高倍放大之下，就可以看清楚它的綠顏色，可以跟黑色細胞癌做很好的鑑別。想要讓顏色快速退掉，可以用低濃度的漂白水、2% 的雙氧水，或是用水稀釋成濃度 0.5% 的食用白醋，每天浸泡兩次，每次五分鐘，最後再用軟毛刷輕輕刷掉色素，一到兩個禮拜顏色就可以消失。如果能將被感染的部分用指甲剪修剪乾淨，治療的效果就更快速。盡量保持手部的乾燥，只需使用抗生素眼藥水局部點在指甲下方縫隙殺菌，並不需要服用口服抗生素。

指甲變黃

最常見的是因為長期使用指甲油，被指甲油的色素染黃所造成。使用深色、號稱「顏色持久、不易脫落」的指甲油後，指甲泛黃的情況也會比較明顯。若其中含有甲醛（Formaldehyde）的成分，還可能造成指甲與甲床分離，甚至接觸性皮膚炎。 慢性甲溝炎也會出現指甲

變黃的情況，長期服用特定的藥物也有可能染黃指甲。

全部指甲都變黃

當二十個指甲板全面性變黃、變厚、指甲周圍腫脹，指甲生長緩慢，好久都不用剪指甲，這是一種很少見的「黃甲症候群」。如果出現這種情況，就要好好檢查病患是否有淋巴水腫或是胸腔呼吸道病變，包括了支

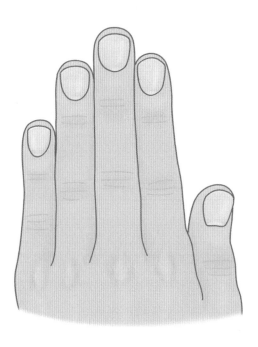

氣管擴張、慢性咳嗽、反覆性肺部發炎、肋膜積水……推測病因，可能是血液中的蛋白質不足造成甲床水腫；高單位的維他命E對某些患者有效，但需要服用半年以上。

指甲出現黃線條

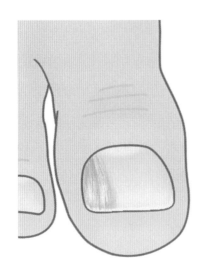

最常見的就是灰指甲。寬窄不一的黃色線條由指甲的最前端向後延伸，有黴菌軍團兵分多路向指甲內侵犯的感覺。

黃色的線條會出現在指甲的側邊，逐漸再向內擴散。黃色線條下方可以掏出碎碎的細屑，那就是黴菌菌絲和孢子聚落。

指甲變紅

壓一壓指甲的前端，指甲半月區或甲床全面泛紅，那就表示顏色來自於甲床血管。像是血液無法順利回流的心臟衰竭症，血液過度濃稠的紅血球過多症，或正在服用抗凝血藥物，或其他血管擴張藥物。

指甲出現紅線條

單隻指甲出現由前向
後的紅線條，或指甲下方
可見紫紅色的陰影，常考
慮指甲是否有腫瘤，如果
會疼痛可能就是脈絡球
瘤，如果不會疼痛，要考

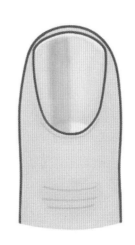

慮指甲乳突瘤、波文氏症（原位鱗狀上皮癌）、無黑色
素之惡性黑色素瘤或是其他的指甲下腫瘤，這時候手
術切片檢查就相當的重要。如果有很多指甲同時出現
了紅線條，指甲出現裂痕，就不是腫瘤所引起，要考
慮罕見的 Darier Disease（毛囊角化症）及其他的全身
性疾病。

指甲變黑

黑黴菌感染「發霉」也是常見的腳趾甲變黑原因，
各種不同的黴菌，可以讓指甲出現黃色、黑色、綠色、
棕色。外傷，腳趾外側因為鞋子長期摩擦，發炎形成

色素沉澱，也有可能讓指甲看起來黑黑的。這些是得靠有經驗的皮膚科醫師，依據黑甲症發生的部位、時間長短、外觀病史，甚至做指甲切片檢查才能正確的診治。

長條狀縱向指甲黑色線條

又稱為「縱向黑甲症」，不論是黑人還是白人，指甲都是透明閃亮，白裡透紅。指甲基質生長板雖然有黑色素細胞，但是處在靜止期，所以指甲幾近透明。當黑色素細胞開始活躍，啟動黑色素合成，指甲就會出現黑色的線條，依黑色素產生的多寡量，可以從淡的灰色、棕色，到深黑色。臨床上需要判斷是黑色素細胞活化（斑）或良性增生痣，甚至是甲床下黑色素細胞瘤。

◎ 指甲出現淡淡的灰色線，通常代表是良性的黑色素細胞活化

　　黑色素細胞癌是皮膚癌中最為惡性的一種，很容易轉移，長得像一顆黑痣，因此常常被輕忽。指甲變黑，是最具挑戰性的指甲狀況，最要擔心的也就是黑色素細胞癌，因為腫瘤是藏在指甲下面，醫師只能透過一些蛛絲馬跡來判斷。

懷疑惡性黑色素細胞癌的現象：

- 色素延伸至指甲前端或周邊的皮膚。
- 條紋顏色濃淡不一，寬窄粗細不同。
- 線條越來越寬，寬度大於 3 mm。
- 指甲整個變黑，甚至脫落或是出血。
- **40** 歲後出現在大腳趾或大拇指的黑線條。

惡性黑甲症

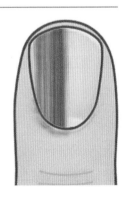

◎黑色條紋顏色不規則，
　色素擴散到指甲旁的皮膚→

線條顏色深，而且
寬度大於 3 mm →

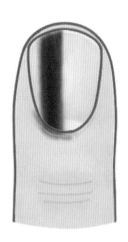

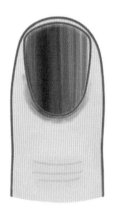

← 指甲整個變黑，
且線條濃淡不規則

　　惡性黑甲症顏色濃淡不一、寬窄粗細不同，這一
些細微變化肉眼不見得看得出來，常常需要皮膚科醫
師使用專業的「皮膚鏡」放大偏光之下才能清楚分辨。
如果真的有疑慮，醫師會建議做進一步的切片檢查，
在局部麻醉下，薄薄削下在指甲基質生長板或甲床上

的黑色線條源頭，在特殊染色和高倍顯微鏡下觀察是否有惡性黑色素癌細胞。縱向黑甲經由皮膚鏡檢查，可清楚見到這些黑色條紋是否有寬窄不一、間距不等、色素濃度不均等非良性的特徵。

　　幸運的是，多半的情況是良性的；95%以上是呈現淡灰色，淡棕色的黑色素「斑」，或是顏色稍微深棕色的黑色素細胞「痣」。如果孩童出現黑色線條，就比較不用擔心。雖然會有變寬、顏色加深等變化，但絕大多數會隨著時間漸漸淡去，只有極為少數孩童出現惡性變化的病例報告。還是建議定期就醫檢查，照相做記錄來追蹤變化。30 歲後，惡性的機率就漸漸升高。如果身邊有年紀較大的長輩，出現這種縱向黑甲（尤其是只在單隻指甲出現），建議還是要趕快找皮膚專科醫師診治，才能及早發現可能的惡性黑色素癌，及早治療。

　　如果黑色線條同時出現在多片指甲，那就不用擔心是惡性腫瘤。它代表是全身性荷爾蒙不平衡，活化了黑色素細胞，例如甲狀腺亢進、愛迪生氏症、庫興氏症候群、懷孕等等。青春痘口服藥四環黴素、癌症

化學治療、愛滋病藥物等等，也會引起指甲黑色素沉積。根據統計，大約 5% 的亞洲人會有指甲黑線條，在黑色人種 70% 在 20 歲的時候都會有指甲黑線條；此外，乾癬、指甲扁平苔癬也會同時有多指出現黑線。

不規則黑色、大塊「指甲下瘀血」

指甲突然出現大片黑色不規則斑塊，真的會嚇到人，以為是黑色素細胞癌。在門診常遇到一臉驚恐的患者，檢查之後知道是指甲下瘀血，當場如釋重負，心情寬鬆不少。

指甲下瘀血，最常發生在大腳趾；穿不合腳的鞋子擠壓，腳拇趾外翻長時間登山走路，劇烈運動，被踩到、踢到桌腳等、指甲下方的微血管被撞擊後破裂出血，瘀血卡在甲床。若只是輕微創傷，由於不痛不癢，有時在受傷數個月後才發現趾甲出現深黑色的斑塊。有經驗的皮膚科醫師用高倍的皮膚鏡檢查下，

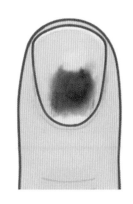

可看到不規則的磚紅色沉積，越靠外圍顏色越淡，就像是瘀血慢慢向外暈開，很容易的和黑色素細胞癌區別出來。常穿高跟鞋的女士們會被驚嚇到，但這種情況在辛苦的勞工朋友就見怪不怪。

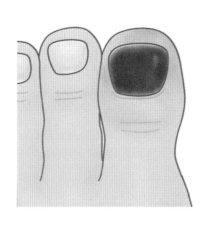

指甲下瘀血就像是皮膚瘀青一樣，只要 1-3 個月，血塊會自行吸收代謝，或等待趾甲慢慢長出來修剪掉，不用特別治療。喜歡跑步、登山或球類運動的民眾，應挑選適合腳型的鞋子，並搭配厚襪子保護，來降低「黑甲」發生的機率。若已經減少這些指甲壓迫因子，但還是反覆容易出現指甲下出血，且合併甲床分離症，此時也會建議切片排除無色素惡性黑色素瘤。

指甲受到嚴重外力撞擊，像是踢到桌角、被門夾到、被高跟鞋踩到、被鐵錘打到，會導致血管破裂、積血腫脹產生劇痛，甚至趾骨骨折。這時候就必須照

X 光確定有無骨折，且須趕快在指甲上打洞，讓裡頭的血水流出，把指甲重新回貼甲床，將來才不會整個脫落。

紅色線狀出血

這種情況大多出現在手指甲，是因為指甲甲床下面的微血管破裂所造成。這些出血的小點會卡在甲板下方，隨著指甲的生長慢慢向前推進；最常見的原因是指甲受到微小撞擊。

灰指甲、乾癬、長期服用抗凝血藥物以及年紀大的病患，因為血管比較脆弱，也會觀察到這種血管破裂的情況。要特別注意的是在放大鏡仔細的觀察下，如果看到許多指甲同時出現微小出血點，就要好好檢查是否有全身性的疾病，例如細菌心內膜炎、凝血功能異常等。

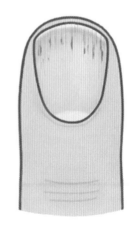

第二章
灰指甲

先有香港腳
黴菌再順著腳趾皮膚入侵

　　灰指甲，就是俗稱的「臭甲」，一般是從指甲的外側、遠端，逐漸往內側及近端感染。不分男女老少，病人真的多到不可思議，七成以上來求診的指甲有問題患者，都是因為灰指甲。

　　根據統計，洗腎、糖尿病、靜脈曲張的病患，因為免疫力差、血液循環不良，三成以上都有灰指甲跟足癬（香港腳）。一般成年人大約有 7％ 會有灰指甲，隨著著年紀越大逐漸變多，60 歲的人大約有 20％ 有灰指甲，這因為老年人本來足癬就多，加上指甲生長緩慢，藏污納垢黴菌滋生。小朋友的新陳代謝快，指甲長得快，得到灰指甲的比例很低，大約只有 0.2％。許多都是因為指甲受傷或是環境關係，在學校怕被老師責罵，襪子還沒乾就穿上，潮濕悶在鞋子裡不敢脫掉，

年紀輕輕就得了足癬灰指甲。

　　俗稱為灰趾甲的甲癬，與香港腳一樣，是由黴菌感染引起。通常是先有香港腳，黴菌再順著腳趾皮膚由指甲前端及側面的縫隙侵入，假以時日擴散到整片指甲，使得整片指（趾）甲變厚、變色、完全變形。雖然其中以大腳趾最常發生，但手指也有可能被感染，特別在手指甲遭遇撞擊外傷，黴菌趁虛而入。

◎ 灰指甲感染三大途徑
　　1. 經由指甲下方及後側的足癬黴菌逐漸擴散
　　2. 黴菌直接從指甲表面入侵
　　3. 黴菌由前端破裂的指甲縫隙直接入侵

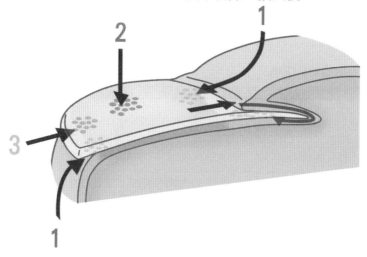

灰指甲的特徵

指甲問題最好還是找皮膚科專家診斷，並不是指甲混濁就是「灰指／趾甲」。熱愛慢跑和打球運動的年輕人，在第 2-4 腳趾的趾甲，常變得又厚又硬，那是因為腳趾過長，前端和球鞋一直摩擦後所造成的「硬甲」。有個診斷的小秘訣，可觀察腳趾的最前端是否有類似雞眼的角質化硬皮，如果有，那就是摩擦所造成的硬甲，如果在指甲下方有許多可以掏出來的細屑，那就是灰指甲的黴菌聚落。

灰指甲的特徵包括：

指甲變色混濁

黴菌侵入指甲和甲床後，積聚繁殖的黴菌會呈現混濁不透明的污灰色。雖說是「灰指甲」，但出現病變的指甲並不一定呈現灰色，隨著感染的黴菌不同，有時出現呈灰黑色、灰褐色、黃色，甚至綠色。

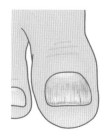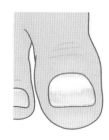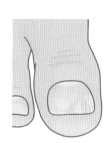

甲板變脆變形

甲板被黴菌破壞後，會凹凸不平不再光滑、鬆散變脆，在嚴重的黴菌侵蝕下甚至會脫落。

指甲變厚隆起

當菌絲大量繁殖，甲板會變厚粗糙，嚴重者指甲還會變形，有時候厚到一個誇張，連穿鞋子都會痛。

指甲下角質增生

很容易的可以從指甲的前方下緣，摳出一堆粉末狀的碎屑，這些堆積角質含有大量的黴菌，常常在顯微鏡下就可以看到菌絲和孢子。

指甲分離分層

使得原本與指肉黏合的指甲分離，出現甲床中空分離現象，鬆散變脆，在嚴重的黴菌侵蝕下甚至會脫落。

◎ 指甲前端變厚，顏色呈混濁的灰黃色，指甲表面呈現不規則粉白色，指甲的側面出現甲床中空分離

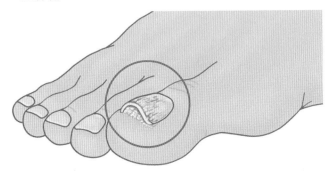

最常被誤診為灰指甲的「捲甲」

C 狀捲曲的捲甲，大多發生於老年人和安養院行動不良的患者的大腳趾，跟灰指甲的外觀非常類似。還有乾癬、扁平苔蘚、外傷等，指甲也是混濁變形。

病患常常擦了好幾年的黴菌藥膏，或是吃了三個月的抗黴菌口服藥，結果一點都沒有改善。有經驗的皮膚科醫師，經由問診與臨床上觀察，比較能做鑑別診斷是否罹患灰指甲。

因為黴菌很容易卡在粗糙的指甲面，久而久之灰指甲會和許多指甲疾病合併發生，尤其是乾癬的指甲，有三分之一以上會合併有灰指甲。如果真的很難區別的時候，可先刮些指甲屑，放置於含 10%-20% 的氫氧化鉀溶液中，約 5-10 分鐘後，再用顯微鏡觀察是否有黴菌菌絲。也可以剪一小片指甲同時進行黴菌培養，在特殊染色下顯微鏡病理檢查，確定診斷後再開始治療。黴菌培養比較費時，通常要在實驗室培養約2-4周。

灰指甲有礙觀瞻，變色混濁的指甲，連手想伸出去都覺得很不好意思。許多有灰指甲的患者會積極的想治療，可是黴菌藏於厚厚的指甲中，藥物滲透不容易，治療起來相當的困難，需要很有耐心。整片指甲都已經混濁變形的嚴重灰指甲，代表黴菌已侵犯至深部基質生長點（面），則需使用口服藥物 (台灣健保給付兩種藥物：療黴舒、適撲諾)。

為什麼不直接把指甲拔掉

　　手部灰指甲須 6 周療程，腳部灰趾甲約 12 周療程，若規律用藥，約有 7-8 成患者可得到痊癒。口服藥物在療程進行前及一個月後，建議要抽血監測 GOT、GPT 等肝功能指標，因為大約有 3% 的服用者，肝功能指數異常上升。肝腎功能欠佳、心衰竭、有多重用藥或是對藥物過敏的患者不適合口服藥物療法。

　　對於不適合，不想使用口服抗黴菌藥灰指甲患者，可使用外用藥膏或藥水，原則 1 天塗抹 1-2 次。事實上，指甲的最外層是非常緊密又防水的硬角質層，外用藥的穿透力幾乎是零。再加上黴菌若已感染到指甲根部，外用藥物幾乎效用不大。

　　有個用藥小秘訣是：把藥水點在側面甲溝和前端甲床，藥膏擦在指甲面及周邊的皮膚，讓藥物由各個縫隙滲透到指甲內層。外用藥必須連續治療 6 個月～ 1 年以上才能夠看出效果，因此患者必須非常有耐心。

　　灰指甲的的治療曠日費時，病患其實心中都有個疑問：「為什麼不就直接把指甲拔掉？」這個聽起來相當的合理，但是現實上，將指甲整片拔掉才是夢魘的開始。

　　因為當指甲全部拔除後，甲床瞬間失去了甲板上蓋的反作用力，指甲周圍的組織會逐漸朝上肥厚增生，甲床角質化萎縮，新長出來的指甲會變小、變形，再也長不出來了。已經嚴重變形歪七扭八的灰指甲，或許可以考慮指甲全拔除法，但術後仍需使用抗黴菌藥治療，否則易復發。如果只是指甲側邊或前端有黃黃的黴菌聚落，可以採「部分」指甲拔除手術，將大部

分正常的指甲片留著，不但可以減少疼痛，也可以避免出現後遺症。

使用「汽化性雷射」治療

美國在 2011 年通過了用「鈥雅鉻雷射」治療灰指甲的適應症，利用雷射的熱能來破壞黴菌，但截至目前的觀察，效果並不良好，這是因為黴菌要攝氏 60 度的高溫才能被破壞，但在達到溫度之前，趾頭就已經痛到受不了，皮膚很容易被灼傷。

在我已發表的國際研究論文中，使用「二氧化碳飛梭雷射」或其他「汽化性雷射」將指甲的表面去除，可以大大增加外用藥的穿透力，治療灰指甲頗有成效，不但可以避免口服藥的副作用，也可以縮短治療的時間。

灰指甲若未治療，黴菌會慢慢的擴散感染其他健康的指甲，嚴重變形的指甲容易嵌入甲溝引起甲溝

炎、蜂窩性組織炎等。其實在醫藥進步下，灰指甲治療
已有很大進步，病患只要耐心配合醫生接受治療，多數
患者都可痊癒，且可避免因自己染病，傳染給家人。

　　有八成的灰指甲是和足癬同一類的皮癬菌，許多
患者是先罹患足癬，接著再感染至腳趾甲，形成灰指
甲；如果指甲周圍及趾縫間皮膚出現脫皮脫屑，十之
八九是足癬，患者的足癬香港腳一定要同時治療，灰
指甲才不會復發。

改善、減少潮濕環境是防堵黴菌最好方法

要避免灰指甲上身：

● 平日要盡量保持腳部乾燥。

● 避免赤腳踩在潮濕的地板。

● 選擇透氣的鞋子與吸汗的襪子，最好有兩雙以
　上的鞋子替換。

● 使用紫外線烘鞋器，保持鞋內的乾燥。

● 若辦公室允許穿通風的涼鞋或拖鞋，當然更好。

● 適時將鞋子拿到陽光底下曝曬，防止黴菌滋生。

● 洗澡、游泳或泡湯後，應盡快將腳趾縫洗淨擦
乾，也可用吹風機吹乾。

● 最好自備指甲剪刀，避免黴菌傳染。

● 勿與人共穿鞋子。

第三章
甲溝炎

手指甲溝炎

　　甲溝炎，台語叫「凍甲」，是指甲旁的甲肉發炎，臨床上不僅有紅腫與疼痛，還可能會有化膿感染的併發症。雖然大部分的甲溝炎並不致命，但是它帶來的疼痛與感染可能會影響工作，也會讓患者的睡眠與生活品質大幅下降。根據發生的時間長短，可分為「短

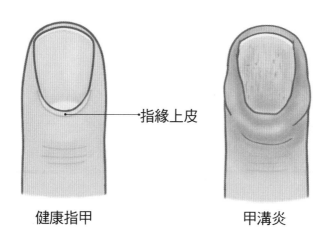

指緣上皮

健康指甲　　　　　　　甲溝炎

於六周的急性甲溝炎」，與「長於六周的慢性甲溝炎」，
成因不同，治療方式也不同。

　　手腳的指甲雖然都可能有甲溝炎，但常見原因有
些差異性：

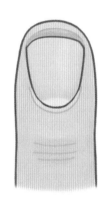

指甲剪太短

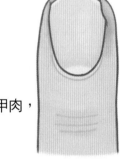

指甲刺入甲肉，
引起發炎

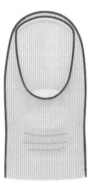

指緣上皮受傷
破損

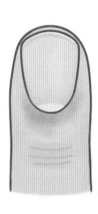

細菌由指甲後端
入侵，引起發炎

最常見原因是過度碰水

　　手的急性甲溝炎，主要是因指甲旁的傷口細菌感染所造成；在指甲旁甲肉有紅腫熱痛，甚至出現白色蓄膿的情況；而慢性發炎期，會有甲肉紅腫與增生變厚。一旦進入惡性甲溝炎循環，在治療上，常是在考驗醫師與病人對療程的耐心。

嚴重甲溝炎→

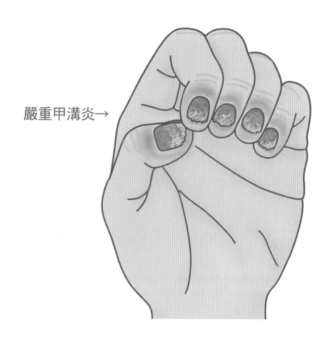

　　指甲後方有一個甲緣上皮的保護構造，可以避免外界的水或是病菌從此進入指甲後端的空腔。但若是碰水過度，甲緣上皮會破損甚至消失，接著水分便會進入指甲後端的這個小空間，導致慢性刺激與發炎。過度潮濕的環境也讓環境中的細菌與黴菌可以在此大量繁殖，造成甲溝發炎更嚴重，甚至可能造成指甲變形、急性細菌感染、灰指甲。

　　臨床上最常見的手指甲溝炎成因包括：

- 手頻繁碰水、清潔劑過度接觸，導致過多角質層被破壞因而發炎，譬如小吃店老闆、美髮師等。

- 習慣性摳，或將手指含在嘴巴裡，這是一種強迫症，多為小孩或壓力過大的成人。

- 過度修剪指甲或拔指甲旁皮膚突起的倒刺。

- 經常性碰撞指甲周圍的職業病所造成的慢性破壞，比方機械操作工人，或銀行櫃檯點鈔行員。

- 因指甲彩繪常會刮掉甲小皮、使用丙酮等有機溶劑，破壞指甲的完整性。

- 因藥物引起，如 A 酸、化療藥物，或癌症標靶

治療藥物。

● 皮膚發炎性疾病如濕疹、乾癬、扁平苔癬等，
　會合併指甲變形。

　　　　若是患者本身有糖尿病或其他免疫低下的問
題，會有較高機會合併感染。一旦是急性細菌感染，
也可能比較不受控，而導致蜂窩性組織炎等嚴重併發
症。因此糖尿病患者須規律服藥控制血糖與定期回診
追蹤。

急性甲溝炎須控制感染

　　急性甲溝炎常會合併細菌感染，初期只有輕微紅
腫、癢痛的感覺，但兩三天細菌大量繁殖後，嚴重時
會化膿，甚至進展成蜂窩性組織炎，千萬要小心。由
於手指的神經非常密集，急性甲溝炎發作時疼痛難耐，
甚至會有惡臭味出現。這些症狀代表感染正在高峰期，

需要對急性感染處緊急給予治療。若病患有蓄膿則需給予引流處理，並合併口服、外用抗生素使用，若有不可控制的蜂窩性組織炎，甚至須住院施打抗生素。

要預防急性甲溝炎，一定要遵守：

● 避免將指甲剪得太短。

● 用指甲剪修指甲，戒掉咬指甲的習慣。

● 不要撕手指上翹起的小皮。

● 保持雙手乾爽。

● 解決指甲內嵌問題。

● 注意足部的衛生及透氣。

徹底治療才能治癒慢性甲溝炎

慢性甲溝炎是因長期接觸刺激性物質，通常同時出現在許多手指，主要是因為長期接觸洗碗精、肥皂、化學藥劑，所以也比較會出現在工作的慣用手。因此需要常碰水的從業人員、廚師、農夫、醫護人員等職業特別容易罹患此疾病。患者之後也可能續發黴菌或細菌感染，轉變成紅腫化膿的急性甲溝炎；門診上常見富貴手合併甲溝炎的病患，慢性甲溝炎通常是因為

反覆接觸刺激物質或過敏原，避免接觸刺激物質才是
重點。

　　慢性甲溝炎在剛發作時，會出現指甲周邊兩側溝
槽皮膚發紅，以及指甲交界處的甲緣上皮萎縮消失。
發炎反應持續一段時間後，指甲周邊皮膚出現慢性組
織增生腫脹，甲溝肥厚，因為負責指甲生長的指甲基
質受損，將使新長出的指甲變得凹凸不平，影響美觀。

　　治療慢性手指甲溝炎，需針對背後成因予以移除，
皮膚科醫師會針對當下指甲情況，給予外用消炎藥、
抗生素或是抗黴菌藥。

慢性手指甲溝炎患者須注意：

- 碰水過度者，應戴雙層手套，內層純棉材質、
  外層橡膠的手套，避免只戴橡膠手套，會有手
  汗過多的問題。
- 避免指甲修剪過度。

　　大部分手指甲溝炎都有明確的成因，所以預防的
第一件事，就是避開常見的甲溝炎成因。當然扣分的
事少做，同時也要多做一些加分的事，也就是手指甲

保養的重點：

- 減少不必要的洗手、浸泡水中，減少清潔劑接觸的頻率。
- 勤擦護手霜，尤其在洗手後一定要使用。
- 避免摳、咬，或含指甲、減少碰撞、避免做美甲彩繪，尤其是將甲小皮去除。
- 若須長時間碰水，須戴雙層手套（內裡棉質，外層橡膠）。
- 避免拔指甲旁倒刺與將指甲剪得過短。
- 若是指甲形狀顏色改變或周圍皮膚有紅腫，須諮詢專業皮膚科醫師。

腳趾的甲溝炎

　　正常的腳趾甲與趾甲旁邊的軟組織，雖然緊密靠在一起，但是兩者之間還是有些微的安全距離，彼此並不會過度摩擦與壓迫。但是若有原因造成指甲或是甲肉的改變，導致兩者間縫隙變小、甚至造成互相擠壓，此時指甲便會與甲肉反覆摩擦造成甲溝炎。

　　破壞指甲與鄰近組織之間動態平衡的因素很多：

- 指甲修剪過短。
- 穿太緊鞋子。
- 外傷。
- 拇趾外翻，或骨骼問題造成走路施力點不平均。
- 灰指甲。
- 肥胖、腳汗過多。
- 藥物引起，如 A 酸、化療藥物，或癌症標靶治

療的藥物。

最常造成腳趾甲溝炎是腳趾甲修剪過短

正常指甲應該維持指甲兩側超出軟組織的外側，但是很多人喜歡把指甲前側的兩端修剪得很短，形成一個長半月形，此時其中一端會形成一個相對尖銳的角度。這個尖銳的指甲會在走路時反覆摩擦甲肉，每走一步就摩擦一下；若走一萬步，這個指甲將會摩擦甲溝一萬下。

◎ 過度向內修剪，指甲刺到甲肉，造成發炎紅腫

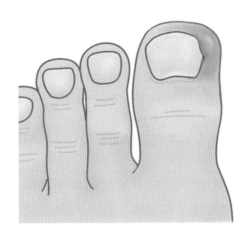

　　打籃球、網球是年輕人的最愛，運動時全身汗水淋漓真是快活，但是快速的跑跳位移，可就苦了悶在球鞋的雙腳。如果腳汗多，又穿不合腳、不透氣的鞋襪，悶熱的環境會讓趾甲甲肉之間的摩擦更為劇烈，造成指甲旁的組織疼痛發炎。這也難怪國中跟高中生是門診中最多的凍甲患者。

甲溝炎的指甲該怎麼剪

　　當甲溝炎開始造成疼痛，大部分患者會試著去把會痛的那個摩擦點往內剪。指甲的側角因修剪而往內縮，所以疼痛可以獲得暫時地緩解。但是仔細看，修剪完的指甲仍然是有一個角度，依然會造成慢性刺激，造成甲溝炎的範圍越來越大。很多聲稱治療甲溝炎的修甲店，都是如此幫客人修指甲，雖然可以獲得短暫的成功，但卻是惡性循環的開始。

若合併感染，甲溝炎情況更糟

　　發炎的甲溝可能會有傷口以及組織液，而這些很容易引起細菌感染與化膿。感染會導致原本腫脹的甲

溝更為紅腫，更會讓指甲與甲肉間的摩擦加劇，造成更嚴重的惡性循環。若不去處理，免疫較差的患者可能會引起蜂窩性組織炎等較嚴重的併發症。

反覆發炎會使甲肉組織增生，造成不可逆的甲溝炎

若甲溝炎反覆發作，局部甲溝組織會有肉芽或是肥厚組織的增生。這些多餘的組織，會對指甲產生進一步的壓迫，讓甲溝炎陷入無止境的惡性循環。

腳趾甲溝炎的治療

甲溝炎的嚴重度分類，臨床上較常使用的分類系統是 Heifetz 評分系統，將甲溝炎病程分為三個階段：

- 第一級，輕微紅腫與疼痛，但並未有合併感染或甲肉肥厚增生。
- 第二級，合併化膿感染的情況，但並未有合併甲肉肥厚增生。
- 第三級，合併甲肉肥厚增生。

◎ 手、腳甲溝炎一樣的分級

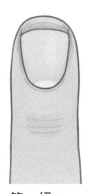 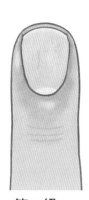 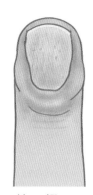

第一級：
輕微紅腫

第二級：
化膿

第三級：
嚴重發炎

　　了解腳趾甲溝炎的成因，知道治療甲溝炎要減少指甲與甲肉間的摩擦；依據病人的嚴重度不同，可考量不同程度的治療方式：

第一級甲溝炎的治療

　　出現局部紅腫與輕微疼痛，可採取外用抗生素及非手術方式來緩解疾病。

　　初期可使用外用抗生素軟膏或優碘，保持雙手潔

淨、乾燥，通常可以在幾天內復原。如果情況嚴重需開立口服抗生素加強治療。有膿疱的急性甲溝炎就必須切開排膿引流，可達到控制感染以及降壓緩解疼痛的效果。金黃色葡萄球菌、化膿性鏈球菌感染是常見的致病菌，免疫力差、糖尿病患者可能是綠膿桿菌感染，將膿疱送細菌培養，挑選最適當的抗生素來治療。

使用外用抗生素的目的，是避免繼發性細菌感染。也可以將優碘棉球塞到指甲與甲肉間的摩擦點，減少兩者間的摩擦刺激。類似概念的治療方法還有使用牙線，甚至用傳統黑色底片塞到此處將摩擦點隔開。宜拉膠帶的使用，是將甲肉往側面拉，讓指甲與甲肉的距離變大，減少彼此間的摩擦刺激。或是使用消毒水泡腳，減少細菌造成的二次感染，做法是使用溫水稀釋優碘，或是稀釋食用白醋比例成 0.5% 來泡腳。

第二級甲溝炎的治療

若是到了第二級，表示有合併急性感染的出現，治療上需要使用口服抗生素。若是有蓄膿則須安排引流，避免感染升級成蜂窩性組織炎。

第三級甲溝炎的治療

此時側面已有肉芽，或是已經出現組織肥厚增生，須移除過多的組織，以避免空間擠壓效應。若是已經嚴重到此地步，則可能需要侵入性的治療以解決甲溝炎的僵局。

拔側面部分指甲

為了解決肥厚的甲肉與指甲間的摩擦，拔除指甲是最直接可行的方式，但醫療上採取的是部分指甲拔除，而非全部拔除。因剩餘指甲並不會摩擦到甲溝，

↓ 單側的甲溝炎，僅須移除患側部分的指甲即可

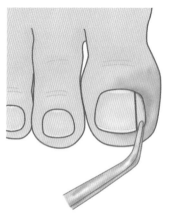

部分指甲被拔除↓

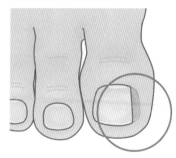

且有保護甲床的功能，指甲全拔也會造成更過度的疼痛，與傷口癒合時間較長的問題。

　　大部分病患一聽到拔指甲，往往反應都極度恐慌，以為是滿清十大酷刑。其實拔指甲過程類似拔牙，只需要打局部麻藥，且全程都維持清醒狀態。但是單純拔指甲的復發率較高，據國外的期刊統計，約有五到六成的復發率。雖然復發率高，但是健保給付，且有將近一半的病患不再復發，因此相當多病患選擇此治療方式。

拔除部分指甲＋指甲基質局部破壞

　　單純拔指甲一般復發率極高，有些病患甚至已經拔過三次以上的指甲。但因拔指甲可以迅速緩解甲溝炎的極度不適感，因此很多病患還是願意一拔再拔。

　　對於拔指甲後還是會復發的甲溝炎患者，縮減趾甲基質寬度是可以考慮的治療選項。因為指甲基質代表著指甲生長工廠，被破壞後新生的指甲就會變窄，當然也就不會有指甲摩擦側面組織的問題。操作模式與上述單純拔部分指甲差不多，只是在拔完指甲後多

一個塗抹化學藥劑或電燒去破壞甲基質的步驟。病患
通常不會有太多不適感，但是傷口的恢復期可能會多
個一兩周。

電燒或是二氧化碳雷射

在施打局部麻藥後，僅將指甲側面多餘的肥厚甲
肉燒掉，避免組織與指甲間有過多摩擦；但若是治療
時去掉的組織太少，幾乎是百分百會復發。

液態氮冷凍治療

與電燒治療是類似的概念，只是不必打麻藥，但
這種治療較溫和，需多次療程，且失敗率高。

硝酸銀治療

使用在有肉芽組織增生的病人，可迅速讓肉芽萎
縮。但單用此治療的成功率低，須合併其他治療方式。

拔指甲

拔指甲是滿清十大酷刑之一，許多人聽到要拔指

甲，光想就全身發抖。打完局部麻藥後等一分鐘，瞬間就可將刺到肉的指甲完全拔掉，立即解決甲溝炎的疼痛發炎，但隨著指甲慢慢再長出來，問題才會逐漸地浮現。

近年來的研究觀察發現，將凍甲的指甲全拔除並不是一個好的治療。由於指甲是緊密地附著黏合在甲床上，如果將指甲全部拔除，會陸續出現許多後遺症，包括指甲床會萎縮及完全角質化，新長的指甲就再也黏不回去，指甲下方會空掉，成為空甲症藏污納垢。其次，指甲全部拔除後，甲床瞬間失去了甲板上蓋的反作用力，指甲周圍的組織會逐漸朝上肥厚增生，新長出來的指甲可能會再卡到肉裡面，變小變形。

◎ 指甲全部拔除後，新的指甲會被旁邊增生肥厚的甲肉卡住，長不出來

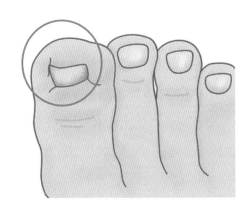

如果是非常疼痛的嚴重甲溝炎，可以採側邊部分的指甲拔除手術（只拔四分之一），將大部分正常的指甲片留着，不但可以減少術後疼痛，也可以避免甲床角質化萎縮。

有一派醫師認為甲溝炎是指甲側邊的甲床與甲基質都有問題，因此以手術方式切除側面所有組織，以防後患。在台灣很多網友稱之為「甲床整形術」，但國外並未有此說法，僅稱之為楔狀手術 (wedge excision)。手術雖在理論上可解決問題，但若指甲基質的最外側指甲未拿乾淨，一樣將造成復發。楔狀手術的疼痛感與恢復期都較長，不適合年紀大、多重內科問題、循環不良與傷口不易癒合的病人。

矯正指甲

指甲的構造是有往內捲的趨勢，若因指甲修剪不當，造成指甲側邊若有尖銳指甲，便會去刮到甲肉，造成甲溝炎；因此若使用金屬線讓指甲的彎曲度變小，此時兩側指甲便不會往內捲去傷害到組織。

在治療過程，會用醫療用的金屬線置放在指甲外

側，將指甲角度矯正到相對正常的角度。

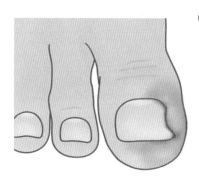

◎ 用校正鋼絲鉤住兩側凹槽的指甲板，需要 **3-6 個**月的時間逐漸將指甲板弧度調整至平順

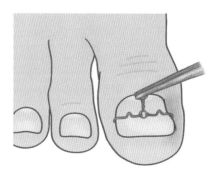

　　目前台灣市面上的矯正器非常多樣化，但都是仿效牙齒矯正的概念，利用拉扯的力道將指甲撐開。廣義的指甲矯正，有的使用醫療金屬絲、有的用彈性塑膠貼片，甚至是用縫線。最簡單的是用一個長條可回彈塑膠貼片貼在指甲上，利用貼片回彈力道去矯正指甲彎曲度。貼片安裝過程快速不痛，力道最弱，適合最輕微的甲溝炎；但若較嚴重的甲溝炎就須使用醫療金屬線來矯正。

　　金屬線是利用小鐵鉤固定在指甲的一側或是兩側，可提供較強拉力。但治療過程需要專業工具及評估調整，因此需要醫師來安裝。治療過程全程不須施打麻藥，且在治療後也能正常行走、運動與洗澡。我的病人甚至在做完矯正隔天就出發前往歐洲進行 10 天自助旅行，即使旅途中需要長途行走也都非常舒適。

　　還有一種類似香檳開罐器的產品，病人可以自己操作將指甲弧度撐開。但因無持續的牽引力道，治療效果較弱。　目前此項治療健保並不給付，且需多次療程。與任何治療相同，指甲矯正也有失敗跟復發的可能性，須由操作醫師評估與解釋。

　　有相當多的方法可以治療腳趾甲溝炎，包括口服及外用藥物、或搭配上指甲矯正、拔側面部分指甲、縮減甲面寬度等方式，必須依照病況採取複合式治療策略。最高的原則還是預防勝於治療，指甲勿剪過短、不穿太緊、尖頭或是高跟的鞋子。

第四章

美甲的背後問題

關於指甲油，你了解多少

亮麗有型的指甲，舉手投足之間，永遠是目光的焦點。指尖上塗上五彩繽紛的色彩，更能突顯雙手的纖細。從單一顏色的指甲油，到現在繽紛多彩的水晶指甲，指甲藝術儼然成了時尚潮流！

指甲油其實類似「油漆」

說到了指甲油，跟染髮劑一樣、是常被提到的「危害」健康商品之一，對不少女性來說，塗指甲油就像出門要化妝一樣，這是一定要的。除了指甲油之外，市面上還有許多關於指甲的保養品，如硬甲油、護甲油、指緣油、基底油，亮甲油、去光水等，琳瑯滿目，許多美甲沙龍都有彩繪指甲、水晶指甲及光療指甲，想要變美麗，到底會不會危害身體？其實只要挑選標

示完整清楚，有品質保障的品牌，在通風的環境下使用，少量使用指甲彩妝並不會有健康問題。

指甲彩繪在古埃及的木乃伊就已經被發現，法老指甲上覆蓋的金箔就是地位身分的象徵。能夠將指甲留長，塗上顏色，代表他是凡事有人伺候的王公貴族。

許多植物和礦物可以做成指甲染劑，紅色鳳仙花又叫做「指甲花」，是傳統的指甲染料。現代指甲油的歷史可以追溯到 1930 年代，當時美國露華濃公司 (Revlon) 發揮創意，將汽車的快乾漆轉為指甲油，其中還添加了硝化纖維及合成樹脂，形成防水的高分子薄膜，維持指甲油長時間的光澤閃耀。

亮麗的指甲油掀起一波時尚熱潮，打響了「露華濃」這個化妝品品牌。指甲油其實滿類似「油漆」，需要大量的高揮發性有機溶劑將塗料均勻溶解，塗上指甲後才能快乾！打開指甲油的瓶子，整個空間便瀰漫著濃濃的強力膠氣油味，指甲油最常見的溶劑成分是「甲苯」「丙酮」和「乙酸乙酯」「異丙醇」，小小一罐，少量使用並不會有影響健康的疑慮。

指甲油因為上色方便，容易使用，深受許多女性

朋友的喜愛，但長期使用指甲油會造成指甲泛黃，呈
現不健康的顏色，這是因為指甲油的色素滲透到甲板
裡面。上指甲油前可以先擦一層基礎護甲油來隔離，
避免色素直接向下滲透。擦完指甲油後，再擦表層護
甲油，既保護指甲又美觀不掉色。

卸除指甲油的「去光水」

　　說穿了，卸除指甲油的去光水，就是高揮發性的
有機溶劑。去光水最常使用的成分也是丙酮及甲苯，
它們可以重新溶解指甲油中的高分子合成樹脂及顏料，
方便快速卸除。太常使用去光水的指甲，會黯淡沒有
光澤，指緣乾燥。丙酮是無色的液體，易揮發至空氣
中，高濃度的時候會有特殊甜味，它也是人體內脂肪
分解後的產物。甲苯則有一種特殊的嗆鼻臭味，雖然
目前未將丙酮及甲苯歸類為致癌物質，去光水也只是
小小的一瓶，但有些不肖業者生產的指甲油和去光水
中，含有超量高濃度的有機溶劑，揮發在空氣中，丙
酮及甲苯是會造成眼睛、鼻子的刺激、眩暈，支氣管
比較敏感者，也會出現咳嗽、胸悶等症狀，還會在指

甲上留有一層白色霧狀物。

硬甲油

　　硬甲油其實是溶劑及樹脂濃度比例調整後的指甲油，再加上一些維他命及所謂的營養性成分，讓指甲較不易斷裂或碎裂。塗硬甲油相當於塗了一層比較硬的樹脂在指甲上，而形成強化指甲的錯覺，其實指甲本身並沒有因此變得強韌。

　　有一種是含有甲醛溶液（福馬林）的劣質硬甲油。在生物實驗中，福馬林是用來保存固定標本的溶液，可以讓角質蛋白產生固化，剛開始使用的確有效，但因福馬林會逐漸的向指甲深部滲透，最後整個指甲木乃伊化，失去光澤彈性，反而更容易折裂。

　　福馬林有可能會造成嚴重的過敏反應，引起周邊皮膚的紅腫和疼痛，造成甲溝炎，甚至指甲脫落，實際上指甲硬化劑的弊大於利，對指甲的傷害非常大，沒有必要使用。

　　保養指甲不必花大錢，並不需要做指甲美容療程。只要護甲油，凡士林或護手霜常帶在身邊，一洗完手就用它來滋潤雙手，塗抹於指緣及周圍的皮膚，就可達到強化指甲的效果，少接觸水、洗碗精，也可降低指甲斷裂的機會，有健康的皮膚，才會有健康的指甲。

　　在過去，為了增加牢固性及延展性，指甲油中添加了少量的塑化劑鄰苯二甲酸酯（DBP），這是一種環境荷爾蒙，會造成內分泌紊亂，衛福部已公告禁止添加於化妝品中在案。有些無良廠商貪圖利潤，使用廉價原料，為了延長指甲油的保存期限，加入過量的甲醛；而甲醛是世界衛生組織（WHO）公告的一級致癌物，長期吸入接觸會有罹患鼻咽癌和血癌的高風險。

　　食藥署對這些有機溶劑的濃度含量都有嚴格的規定，殘留甲醛不得超過 75PPM，因此每年都會進行市售指甲油稽查，避免指甲油的甲醛危害民眾健康，雖

然只要查到就通通罰款下架，但因美甲產業的市場龐大，調配製作簡單，甚至連文具行都有在賣，劣質產品防不勝防。

　　一般民眾若偶爾塗抹指甲油，其實對身體影響不大，但美甲師每天長期接觸這些無良產品，很容易發生職業性傷害。活性碳口罩對這些有機溶劑的防護力並不佳，務必在通風的環境下使用，才能防止吸入過量有機溶劑。老話一句：「一分錢一分貨。」消費者選購美甲用品時，要挑選標示完整清楚，有品質保障的品牌，跟化妝品一樣，避免購買 10 元店、路邊攤、雜貨店等來源不明的廉價產品。

指甲油化學溶劑產生的過敏

　　有高達 3% 的人會對指甲油的化學溶劑產生過敏，造成皮膚接觸性皮膚炎，指甲周邊的皮膚會乾裂、發紅感到疼痛或發癢起小水疱，長期刺激下甚至會導致慢性甲溝炎。

　　光療指甲凝膠、水晶指甲粉末及甲片黏著劑中的化學成分，也同樣的會造成皮膚過敏的反應，色素和

溶劑也會讓指甲發黃暗沉，過度頻繁的指甲彩繪和過長的甲片，也會因為施力不當或鉤到物品造成甲床剝離，指甲與甲肉分開，引發黴菌或細菌的感染。

　　雖然不致對人體造成重大傷害，建議最好是少塗指甲油，如果非要塗的話，指甲油及卸甲液盡量不要碰到皮膚。太頻繁的指甲美療對指甲和周圍皮膚是一種負擔，如果發現指甲出現異樣「生病」了，最好的處置方法就是休息，必要時諮詢皮膚科醫師，先隔一段時間不要做美甲療程，等到健康的指甲長出來再說。

指甲決定你的好人緣

　　指甲留長可讓手看起來更為修長，前端稍尖漂亮的圓弧形，正是古人說的「纖纖玉指」。但指甲內容易藏污納垢，而且不好抓取物品，也容易斷裂。醫師建議指甲的長度適中即可，指甲的生長速度是因人而異的，但是平均來說 2-3 周修剪一次手指甲，腳趾甲則是 3-4 周一次即可。

　　手是我們在日常生活中，與初次見面的人最常親密接觸的部位，從一個人的指甲形狀顏色、外觀等，便可決定你給人的第一印象，所以擁有一雙美麗的手，是非常重要的面子問題。我想要傳達的重點是：美甲不再只是裝飾的一部分，從自身的保養清潔開始做起，不僅可以為自己加分，對於自己的生活情趣，也有很大的助益。美好的事物能讓人散發出自信光彩，就從

美甲保養開始下功夫吧！

指甲的修剪

也算是一門學問，先泡溫水一分鐘，讓指甲吸水軟化，不但省力好剪，指甲也不會四散亂噴。如果嫌泡水麻煩，最佳的修剪時間就是在洗澡後。修剪指甲應選用銳利、密合度高的指甲剪，不要拿生鏽，或是夜市買的 10 元剪。

不能把指甲剪得太深太短，才不會傷到甲床及指甲周邊組織，留長到露出指尖一小條白邊，差不多1mm 最剛好。剪完指甲後，再用指甲磨光棒把邊磨平打亮，手指甲可以修剪成漂亮的圓滑弧度、但是在腳的大拇趾，千萬記得不能向兩側甲溝處內修，而是應該要平剪，讓指甲多留一些露在外面，稍微遠離甲肉，才能避免發生凍甲。

指甲旁的倒刺要小心用指甲剪修剪平整，最後再上護手霜或指緣油，維持指甲和周圍皮膚的保濕度，如果是冬天過度乾燥可以塗上保濕力最好的油性凡士林。

　　指甲剪使用後可用酒精棉擦拭消毒清潔，保持乾燥才不會生鏽。最好每個人都有自己一套專用的指甲剪，尤其是有灰指甲的人，千萬不要將自己的指甲剪主動提供給別人使用，因為剪下來的指甲屑裡面有許多的黴菌。

修剪指甲最高的原則，就是「長短適中」

　　可從側邊先剪起，或從最前方平剪，沒有一定順序，但千萬不要用牙齒咬。過長的指甲容易斷裂、藏污納垢，指甲下緣也容易被掀起來，造成甲床分離。太短的指甲會失去對指尖的保護，甚至卡到肉，引起疼痛甲溝炎。女性的手指甲可以留稍微長一點，前端稍尖的指甲讓手看起來更為纖細，留長也方便修磨成橢圓形，尖形，方形，圓弧形，表現個人品味，享受彩繪的樂趣。

正確的剪指甲方式

將指甲平剪↓

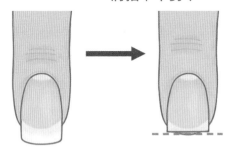

↓再將兩側修磨平順

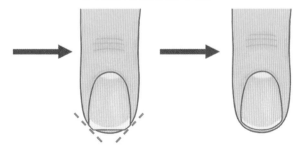

◎ 指甲太向內修、修太短、太深，都不對

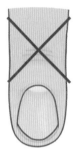 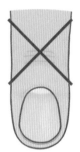 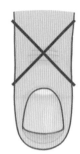

修剪腳趾甲的原則就完全不同，尤其在大拇趾，千萬記得不能向兩側甲溝處內修，而是應該要平剪，讓指甲多留一些露在外面，稍微遠離甲肉，不能把指甲剪得太深太短，才能避免發生凍甲。

網路流傳指緣上皮會從上方壓迫指甲，妨礙到指甲的生長，因此許多美甲師強調要用木推棒或金屬推棒將指緣上皮推開，讓指甲健康的生長，但這是完全不正確的觀念。

指緣上皮是保護指甲生長面最重要的防線，不適當的修剪會造成破損，喪失了防水防菌的完整性，導致急性和慢性甲溝炎，站在皮膚科醫師的立場是完全保留指緣上皮，千萬不要去過度修剪。當指緣上皮慢慢長出覆蓋住指甲，就代表慢性甲溝炎已經逐漸緩和，指甲恢復健康。

第五章

指甲雜症

鉗甲

正常指甲有稍微的彎曲度，但如果指甲兩側向下過度誇張的 C 形捲曲，像鉗子般向下夾住骨頭，指甲從側面看，有如一支甜筒吸管，就叫鉗甲 (pincer nail) 或捲甲。

◎ 向兩側捲曲的鉗甲就像老虎鉗，緊緊的夾住趾頭，甚至連骨頭都會變形

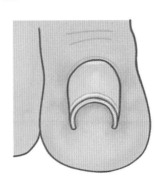

指甲變厚變灰，側面捲曲嚴重

捲甲多發生於成人或老人，這些病人的指甲變厚、變灰，且側面看起來捲曲得很嚴重。大部分的病人是發生在腳趾，尤其是大腳趾，走路頂到鞋子，造成慢性壓迫與疼痛。指甲因為過度摩擦越來越厚，外觀也變色、變形，因此很多醫師誤將捲甲當作灰指甲來治療，吃了三個月的抗黴菌藥也不見好轉，才輾轉到醫院。

除了常被誤認為灰指甲，捲甲刺進旁邊的甲肉，也是造成甲溝炎的原因之一。觀察長期在安養院臥床的患者，很多都有捲甲。許多醫生學者認為長期臥床沒有踩地，腳趾肉墊脂肪會逐漸萎縮，久了大腳趾的趾甲會因反作用力減少而自然捲起來。另外一群患者是穿太緊的包鞋、不當的修剪指甲、外傷，腳趾關節退化發炎等，因為疼痛不良於行，慢慢地變成了捲甲。

鉗甲的治療

可以拔除兩側部分指甲，加上兩側的甲基質破壞，

再將趾甲下的骨頭突起磨平，原則上就是讓指甲變窄，
讓兩側會夾住甲肉的指甲永久性的消失。除此之外，
在腳趾甲溝炎中有提到的指甲矯正器也可應用在鉗甲
的治療。

甲床剝離，指甲下面空掉了

　　甲床剝離，是手腳指甲與下方的肉分開，是滿普遍的現象，而且以女性患者居多。

　　指甲的末端和下面的皮膚分開，產生空隙，大多數並不會疼痛。最常見的原因是過度的修剪指甲，或反覆的外傷所造成，譬如用指甲來摳硬東西，撥柚子皮、栗子殼、龍眼、拔訂書針等等，就是那種把指甲當作萬用瑞士刀的概念。

→ 常碰水所造成的甲床分離 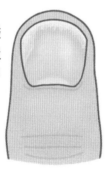 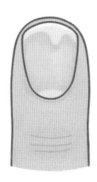 ←過度清潔，外傷性的甲床分離

有些是必須長期使用指甲職業性的工作，例如小提琴家、吉他手等等。有些是因為女孩子留指甲留太長，或是貼了指甲片，結果不小心頂到指甲掀了起來，變成指甲和甲床分離。比較誇張的是有潔癖的人，看不慣指甲下方有任何小黑點或角質皮屑，就常用牙籤或銳利工具去清潔摳除，結果誤傷指甲。

甲床分離的原因

長時間接觸清潔劑、水、肥皂、去污刺激性物質也是常見引起甲床分離的原因。像從事洗刷業者如洗車工人、美容美髮師、建築工人，經常從事烹飪、洗碗洗衣服的家庭主婦或從業人員、美容美髮師，每一次碰水都會累積無形的傷害，所以甲床分離症最常發生在手指甲。一些女性美甲用化妝品、指甲油、去光水、水晶指甲黏著劑，這些石油化學類溶劑，也都是可能引起的元兇。

很多皮膚疾病狀況下也會產生甲床剝離，最多的是黴菌感染灰指甲，其次是皮膚乾癬。其他如異位性皮膚炎、病毒局部感染、甲狀腺機能亢進、缺鐵性貧

血、結締組織疾病引起血液循環不佳，也會甲床剝離。某些口服藥物對光有異常的敏感性，痘痘口服藥如四環黴素、維他命 A 酸、抗腫瘤藥物等，服用之後藥物在指甲床上產生光化學反應，隨後引起眾多指甲的甲床分離，是種指甲曬傷的概念。指甲下方腫瘤：如纖維瘤、脈絡球瘤、惡性鱗狀細胞癌等，雖然機率不高，但也不能輕忽，尤其甲床分離只發生在單一隻指甲時。

當指甲下方空了，門戶大開後，就容易藏污納垢、積水潮濕。細菌、黴菌、髒東西就很容易突破防線，長驅直入，這時候指甲就會變色。一般來說，如果呈現綠色，是綠膿桿菌的細菌感染，如果呈現乳白色或黃色，是灰指甲黴菌感染。

甲床分離症拖越久，治癒機會越少

這是因甲床如果完全角質化後，會逐漸喪失黏合力。釐清病因是治療成功的關鍵點，若是因為外力創傷而引起的甲床剝離，只要避免過度使用指甲，改掉將指甲當萬能工具的壞習慣，將未附著的指甲部分剪

掉，盡量留短，避免外力將指甲掀開，假以時日，還是有恢復的可能。

　　要避免手指長期泡水或接觸刺激性物質及化學藥劑，盡量保持乾燥，指緣勤擦乳液護手霜。已經分離的指甲部分是沒有辦法再自行貼合回去，而是要等待新生的指甲長出才有機會恢復正常，則通常需耗時好幾個月。

　　腳趾甲的甲床分離，大部分都是穿高跟鞋的外力傷害，或是劇烈的運動，如跑步或需要急跑、急停的來回運動如打籃球、網球，在不知不覺中傷害造成。穿合腳的寬頭鞋，小心保護已分離的指甲，在不傷及甲肉的情況下修剪掉空掉的指甲，避免再次的外傷而使甲床分離的部分擴大。有些拇趾外翻或是其他骨科問題，導致第二趾會摩擦到大腳趾也會產生甲床分離，若要改善只能先把骨頭的部分先治療好。

門診病人常見的疑惑

　　指甲內最容易藏污納垢，保持清潔是基本的禮貌。可是如果角質物堆積厚厚的一層，再怎麼清都清不乾淨，這到底發生了什麼問題？

指甲下總有層污垢

　　當遠端的指甲床發生不正常的角化現象，指甲板下方就會堆積大量的死皮。這時候就要仔細觀察，如果這些死皮又厚又硬，那就比較像是外傷過度摩擦、富貴手濕疹、清潔劑過度刺激、美甲療程誘發的接觸性皮膚炎，甚至是病毒疣感染所造成。如果那些死皮鬆軟很容易脫屑，就要懷疑是否是灰指甲、乾癬，甚至是疥瘡，這時候就要將屑屑輕輕刮除，放些樣本在顯微鏡下觀察，可以發現一些蛛絲馬跡來幫忙診斷。

要特別注意：千萬避免太用力清理指甲下的污垢，有些人太過潔癖，一定要將指甲清乾淨，就用牙籤或其他尖銳的物品，將指甲下面的屑屑硬生生的挖出來，結果越挖越深，造成外傷性的空甲，就再也貼不回去了。

指甲化膿

最常見的原因是指甲周圍的皮膚受傷，細菌蓄膿造成的急性甲溝炎；最常見的致病菌，是金黃色葡萄球菌及鏈球菌；如果是糖尿病的患者，也有可能是厭氧類的細菌。從事洗刷作業員、習慣咬指甲、吃手指、美甲彩繪、拉「皮膚倒刺」，或是被異物刺傷的人，通常在受傷後2-5天會出現指甲周圍的紅腫熱痛症狀，如果感

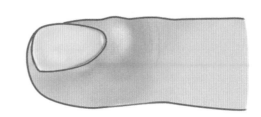

染嚴重，指甲旁和指甲下會蓄膿，出現陣陣的抽痛。

　　這時一定要做緊急處理，將膿包切開擠出來，進行細菌培養，抗生素至少要服用一周。沒有控制住的化膿急性甲溝炎，會嚴重的破壞指甲基質生長面，造成指甲永久破壞或變形，因此一定要謹慎處理。

指甲倒插

　　症狀也是指甲後方的甲肉腫脹抽痛，指甲甲面變黃，指甲卡住長不出來。這大部分發生在女性，還有運動員的大腳趾，原因是因為指甲「吃了蘿蔔乾」，被擠壓後，倒插後方的甲肉。治療別無他法，就是要趕快把指甲完全地拔掉，才有可能重新長出方向正確的健康指甲。

指甲疱疹感染

　　疱疹除了長在嘴唇，也會長在手指，雖然並不常見，但是常常被誤認為是急性甲溝炎。特徵是常常在同一根手指頭反覆發作，最常見的就是牙科醫護人員，因為接觸到口腔疱疹的患者被感染。指甲疱疹也常出

現在兒童，因為小朋友常會有吸手指的壞習慣，當嘴唇有疱疹時，很容易接觸傳染到手指頭。

　　單純疱疹發作的前幾天，會覺得局部皮膚刺刺癢癢，隨後就會出現皮膚局部紅腫，仔細看，上面會有小小的水泡，大約一周後會結痂逐漸好起來。長在甲床的單純疱疹會引起甲床分離。

病毒疣感染

　　指甲旁邊的病毒疣，雖然是很常見的皮膚疾病，但相當難纏，閩南語叫「魚鱗贅」，是人類乳突病毒感染所造成。病毒在皮膚角質細胞內繁殖，潛伏期大約是 2-6 個月，逐漸在手指和指甲附近形成肉眼可見的病灶，外觀上有明顯突起，摸起來粗粗偏硬角質化。這是接觸傳染性的疾病，不僅要擔心傳染給別人，自己的手要是亂摳亂抓，還會跳躍性傳染，長得滿手都是。

　　病毒疣需要多次，有耐心的治療。治療方式有許多選擇，可以每天居家將水楊酸藥水直接點在病毒疣上，慢慢的軟化去除，或是每周到皮膚科做冷凍治療，將極度低溫的液態氮用噴槍噴在病灶上，讓被感染的表皮組

織脫落。如果治療無效，還可以採用電燒或雷射。

　　指甲旁邊的病毒疣是個棘手的問題，因為病毒會藏到指甲下方，造成治療上的困難，復發率也高。年紀大的患者如果治療多次仍不會好，也要考慮是不是有皮膚癌的情況。

　　病毒疣特別容易發生在孩童及年輕人身上，有些小朋友會有吸手指，咬指甲的壞習慣，指甲旁邊很容易有細微的傷口，造成許許多多散布的病毒疣。孩童最好還是不要用冷凍治療，因為治療相當的疼痛，可能會在心中留下陰影。

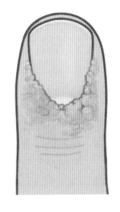

◎ 指甲旁邊的病毒疣

孩童及年輕人的體質好，自身的免疫力可以將病毒清除乾淨，配合每天用水楊酸藥水軟化，病毒疣有可能不藥而癒，但是父母親要有耐心跟信心，因為需要幾個月到好幾年的時間。

指甲雞眼

　　情人的眼中容不下一粒細砂，指甲也容不下小小的雞眼！長期穿高跟鞋或太緊的包鞋，鞋面和指甲反覆的摩擦之後，慢慢地指甲下方就會長出疼痛的雞眼。就像一顆小石頭，厚繭會將指甲向上頂，鞋面反壓指甲，再傳到底下的神經，真是超級疼痛。

　　仔細觀察，常常可以發現這些指甲下的雞眼有一

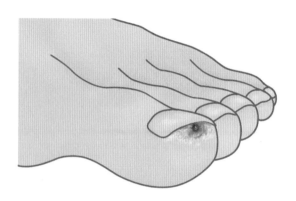

點棕色，那是因為雞眼摩擦出血所造成，這種情況大部分都是出現在大腳趾，而且腳關節通常有些變形。和腳底的雞眼厚繭一樣，只能盡量修剪磨平，千萬不能開刀縫合，因為開刀後留下的疤痕會更加的疼痛。皮膚科醫生會協助病人修剪指甲及雞眼，暫時緩解疼痛，最終還是要找適合的鞋子或使用足部輔具鞋墊，避免持續的摩擦。

指甲旁的「皮膚倒刺」

天氣一轉涼，不少人的指甲旁就會出現「皮膚倒刺」，這是過度角化的角質層，在指甲指緣皮膚乾燥時就容易出現，務必請「溫柔對待」，不要粗魯的用牙齒咬、用手撕、向後倒拉，因為皮膚破損會導致紅腫發炎，嚴重的甚至導致細菌感染、急性化膿性甲溝炎。

網路流傳皮膚倒刺和缺乏維他命有關，真是又一個無稽之談，除了勤擦護手霜或乳液，藉由保濕軟化角質，讓新陳代謝使其自然痊癒外，也可在洗澡之後，用溫水浸泡軟化，再用乾淨的指甲刀把它修剪平整，並塗上護手霜或凡士林保養。

咬指甲，摳指甲的壞習慣

　　根據調查，高達三分之一的青少年及小孩會忍不住常咬自己的指甲。其實這不是什麼大問題，有不少的成年人在緊張，壓力大，無聊，甚至飢餓的時候，也會有一股衝動想要去咬，在四下無人時躲起來偷偷的咬。要戒掉這個壞習慣真的不容易，根據一位過來人的經驗，可以試著定期每周好好的修剪，不要留下任何可以被咬的目標物。

　　咬指甲並沒有什麼不好，只不過有時候咬過了頭，把指甲咬得太短，露出了甲床，甚至連指甲旁邊翹起來的小皮也忍不住撕咬出傷口，流血發炎化膿。長期下來，會出現慢性甲溝炎、病毒疣感染、黑色素沉澱等問題。在少數嚴重的情況之下，病患會把整個的指甲咬掉，或用各種工具修剪，整天和指甲瞎忙，最終形成一種病態，這時候就必須共同尋求心理醫師幫忙。

指甲腫瘤

　　指甲也會長腫瘤，說起來很多人一定非常的驚訝，

在台灣，的確有許多人因為指甲黑色素癌而喪命，真的不得不小心。因為指甲的結構非常特別，手術必須相當精準，術後指甲才能夠完整無缺的再長出來。

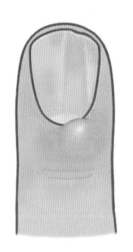

　　專做指甲手術的醫師並不多，所以許多的指甲腫瘤都拖延甚久才來就診治療。通常大家都以為指甲手術就是把指甲拔掉，光想到這種傳說中的酷刑就令人汗流浹背。但現今局部麻醉進步，術後再加強服用止痛藥，指甲的手術再也不是那麼的令人畏懼。

　　從形狀，顏色，位置，症狀，生長的速度，再加上高倍數的皮膚鏡檢查，大部分的指甲腫瘤都可以由外觀得到初步的診斷來個別治療，但還是有少數必須進行皮膚切片小手術才有辦法檢查判定。良性的腫瘤可以簡單地處理，若懷疑惡性變化就必須積極的手術治療。

化膿性肉芽腫

正確的說，這是發炎的肉芽組織，而不是腫瘤。通常長在指甲的側邊，尤其是在大腳趾，少數會出現在甲床。特徵是疼痛，容易流血的紅色突出物，因為輕輕碰到就會血流不止，所以許多患者非常的緊張，以為是出現了惡性腫瘤而急忙前來就診。最常見的原因是因為指甲外傷、甲溝炎，或是服用化學治療，抗病毒藥物。

許多方法可以治療化膿性肉芽腫，像是刮除、電燒、雷射、局部外用藥物來去除，但是如果一直復發，就要移除已經刺到甲肉的指甲，才有辦法根治。

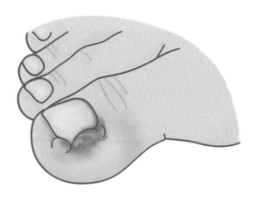

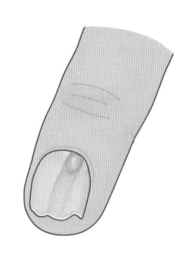

纖維瘤

這也是常見的指甲良性腫瘤，呈現皮膚色且硬硬的，不大會流血的突起物。最常從指甲的後端長出來，壓迫指甲面，形成一條凹陷的痕跡，如果是出現在單一的指甲，絕大多數是因為外傷後，皮膚纖維化所造成；如果年紀輕輕，就有好多指甲旁都出現這種腫瘤，那就要排除是否有多發性硬化症。這種纖維瘤做個單純的小手術就可以去除掉。

黏性囊腫

這種情況常發生在手指，指甲後端緩慢出現軟軟的突出物，剛開始是膚色，逐漸變成透亮，彈指可破，甚至可以擠出黏液，囊腫壓迫到指甲時，就會出現一條深深的凹槽。這些黏黏的液體其實就是關節的玻尿酸。

　　大部分發生在中老年人，以及頻繁需要手指精細工作的美工雕刻師或廚師等，根據統計，85% 的病患手指關節有退化的情況，而這些黏液就是從退化的關節腔被擠壓出來。最近門診發現患者都是過度頻繁使用手機，年紀輕輕就出現手指關節炎，變成了現代生活的文明病。

　　治療的方式有許多種，可以在皮膚科門診將黏液擠出後，再施予冷凍治療或注射類固醇、硬化劑，在多次治療後，大約八成的病灶會消失，由於這是慢性關節炎所造成，很容易復發，不建議外科手術。

脈絡球瘤

　　雖然這種特殊的甲床良性腫瘤並不常見，但它是出了名的痛。天氣變化的時候痛，手指碰到冷水的時候也痛，騎車吹到冷風的時候更痛，對冷熱溫度變化十分敏感。

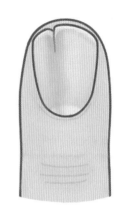

　　這個腫瘤通常出現在 40 歲

左右中年女性。大部分病患的指甲完全看不出任何徵
兆，單純是因為疼痛來求診，由於脈絡球瘤生長緩慢，
往往痛了好幾個數月至好幾年。部分患者在指甲下方
隱約可發現暗紅色小點，或是出現淡淡的紅線條，在
指甲前方出現分　。醫師會用迴紋針或筆尖去輕壓患
指，逐步定位出壓痛點，腫瘤的位置就在壓痛點的正
下方。

　　脈絡球是一種專門控制周邊血液循環的特殊肌肉
細胞，當過度增生形成腫瘤的時候，受到冷熱的刺激
就會劇裂疼痛。遇到這種情況，就要找有經驗的醫師
將腫瘤完整的切除，症狀可以立即改善，指甲重新長
回後即可完全恢復美觀。

指甲下硬骨增生

　　臨床上可以發現指甲下方，甲床上長了一個硬腫
塊，整個指甲被墊高。由於八成以上的病例都是出現
在大腳趾，這是因為甲床下的骨頭受到外傷後所造成
的增生；治療也是必須以手術將腫瘤完全移除。

惡性鱗狀細胞癌

這種腫瘤並不常見，由於腫瘤變化的速度相當慢，常被誤認為病毒疣或灰指甲。所以當年紀大的患者出現長期的指甲變形傷口，或是非常難治療的病毒疣，這時候一個簡單的皮膚切片檢查絕對是有幫助的。

複型小指甲

許多人小腳趾的指甲外側有一個小甲片（第六指甲），指甲上有的裂痕會凸出來鉤到襪子，剪指甲的時候都要特別去把它修掉，因為常和鞋子摩擦，走路的時候會疼痛，誤以為長了雞眼，但仔細看其實是一片小小的分叉指甲。

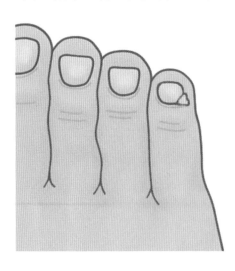

許多人說這是漢族人的特徵，或

說是明朝朱元璋為分敵我，想出來的「山西人脫襪驗甲」，把小腳指甲劈分叉，方便日後認祖歸宗，來分辨是否同源同宗。但國外的學者發現許多的國家，像是德國、荷蘭、瑞士、比利時、葡萄牙，甚至連非洲都發現有高比例的小趾分叉小甲片，這是全世界的人種共有的現象，而且是顯性遺傳。下次再不要也遇到外國人，還硬扯他們是源自於漢族，那可就糗大了。

老人指甲

指甲也是越老毛病越多，例如手腳循環不良、長期的外力摩擦、感染，還有全身性的疾病，都會讓指甲不再像嬰兒般的透亮光滑。25 歲之後指甲生長的速度就會變慢，約每年減少 0.5%。也就是說 65 歲的人指甲生長的速度，只有年輕人的 80%，表面也不再平滑，顏色比較混濁灰黃。

做了三十多年家事的婆婆媽媽，再硬的指甲也抵擋不了清潔劑的威力，手指甲像軟殼蟹越來越薄，很容易從邊緣裂開。很多人都想不到指甲就像皮膚一樣會乾燥，當然也要注重保濕。美甲沙龍的常客，在光

療和指甲油去光水有機溶劑反覆侵蝕下，光鮮亮麗的指甲其實是脆弱不堪，再愛美，還是要讓指甲喘口氣休息一下。

　　　　　隨著年齡的增長，指甲水分更容易蒸發，需更注重保濕，塗護手霜及護甲油，幫助指甲鎖住水分，特別是在洗手或是洗碗後更要保養，盡量減少接觸各種刺激物，並戴保護性手套，降低傷害指甲的機會。

　　腳趾甲剛好和手指甲相反，會變得又厚又硬超難剪；腳趾關節炎、拇趾外翻，腳趾甲也會隨之老化變形，再加上腳底趾尖許多疼痛的雞眼，很多老人家已經白內障老花眼，手發抖腰又彎不下來，剪指甲一直剪到肉，足部的護理對銀髮族真是一大考驗。有20%的老年人合併有灰指甲香港腳，這時候皮膚專科醫師的整體評估治療就相當有幫助。

◎ 難纏的變形趾甲就要用特殊大口徑的指甲剪和
　磨甲器來處理。

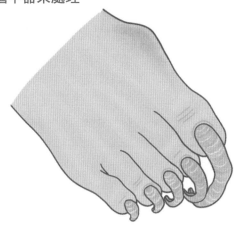

老年人的腳部變形，拇趾外
翻，指甲如果長期沒有修剪，
會變成像羚羊角一樣的彎曲

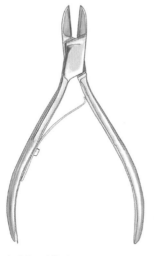

這種特殊大口徑的指甲剪，外型就像是五金工具行的斜口鉗，特別設計的握把和不鏽鋼刀刃，可以輕易的剪斷厚指甲。但是這種指甲剪非常的銳利，使用時一定需要眼力好的年輕人或專業醫師來幫忙。

急性甲溝炎

疼痛腫脹的急性甲溝炎，容易出現在糖尿病和經常碰水的患者！金黃色葡萄球菌可能由小小的傷口入侵化膿，如果沒有妥善治療，日後很容易變成慢性甲溝炎和凍甲，念珠菌感染，及指甲變形。

黑色素細胞癌

40 歲後指甲出現黑色線條，尤其在大拇指和大腳趾就要特別小心，雖然在本書中有說明初步判別惡性良性的方法，但讀者朋友們一定要再找皮膚專科醫師用高倍的皮膚鏡進一步檢查確認，必要的時候要做切片檢查，千萬不可等閒視之。

附 錄

指甲異常外觀
和
全身性疾病的關聯

杵狀指

肺部惡性腫瘤、肺膿瘍、慢性支氣管炎、慢性阻塞性肺病、肝硬化、先天性心臟病、心內膜炎。

匙狀甲

缺鐵性貧血、血鐵沉積症(血色素沉著病)、雷諾氏症(Raynaud's disease)、紅斑性狼瘡、化學刺激性物質外傷、指甲髕骨（膝蓋骨）症候群。

甲床剝離

灰指甲、乾癬、感染、甲狀腺亢進、類澱粉沉澱、結締組織疾病。

指甲凹洞

乾癬、圓形禿髮、異位性皮膚炎、色素失調症、雷諾氏症候群、結締組織疾病。

指甲有斷層

發高燒、嚴重全身性疾病、雷諾氏症、天皰瘡、外傷。

黃色指甲

淋巴水腫、肋膜積水、慢性支氣管擴張症、免疫機能缺損、腎病症候群、結核病、甲狀腺炎、風濕性關節炎、雷諾氏症。

白色不透明指甲

肝功能不良、肝硬化、糖尿病、甲狀腺亢進、營養不良、心臟衰竭。

半白指甲

腎功能異常。

雙重白線

血液白蛋白不足。

橫向白線（米氏線）

中毒、淋巴癌、心臟衰竭、化學治療、一氧化碳中毒或其他全身性的重大疾病。

縱向黑甲

黑色素細胞癌、良性痣、外界染色、正常生理變化及藥物引起。

指甲下線狀出血

細菌性心內膜炎、紅斑性狼瘡、風濕性關節炎、惡性腫瘤、服用避孕藥、懷孕、乾癬、外傷。

甲周血管擴張

紅斑性狼瘡、風濕性關節炎、皮肌炎、硬皮症。

藍色半月牙

威爾森氏症、銀離子中毒。

國家圖書館出版品預行編目（CIP）資料

指甲給的健康報告／楊志勛／李勇毅.-- 初版.
-- 臺北市：大塊文化, 2018.05
　　面；　公分.--（Care；57）
ISBN 978-986-213-885-4（平裝）
1.指甲疾病
415.776　　　　　　　　107004502

CARE
Good Care ,
Good Living

CARE

Good Care ,
Good Living

CARE

Good Care ,
Good Living

CARE
Good Care ,
Good Living